Dominio de la Autofagia:

¡Sigue los secretos de curación de la dieta de autofagia que muchos hombres y mujeres han aplicado para prevenir el envejecimiento y la pérdida de peso con el fin de tener un cuerpo más saludable, con ayuno de agua y ayuno intermitente!

I0210086

Por Sofía Gil

Tabla de contenidos

Introducción

Felicidades por comprar *Dominio de la Autofagia* y, gracias por hacerlo.

En este libro, aprenderás cómo desintoxicar tu cuerpo eliminando químicos dañinos a nivel celular. En tan solo los últimos años, se han logrado avances científicos que muestran la importancia de la autofagia en la lucha contra el cáncer y diversas enfermedades relacionadas con la edad. Sigue nuestra guía y aprende cómo vivir de manera saludable, larga y juvenil.

Seguramente ya hayas probado varias dietas que dicen ayudarte a perder peso. Incluso si perdiste peso, no lo mantuviste. Existe una gran posibilidad que de que la dieta no solo no funcionó a largo plazo, sino que también fue prejudicial para tu salud en general.

Es hora de terminar con dietas pocos saludables que ni siquiera funcionan. En *Dominio de la Autofagia*, hablaremos sobre la combinación de ayunos inductores de autofagia con la dieta cetogénica.

Cuando haces ambas cosas —cuando ayunas para activar la autofagia y sigues una dieta cetogénica— seguramente perderás peso. Pero no solo hará eso — una dieta keto combinada con autofagia curará tu cuerpo.

Explicaremos la ciencia de cómo funciona la autofagia, y cómo puedes obtener los mismos beneficios para la salud que muchas personas consiguen de estos dos cambios de estilos de vida. Hablaremos sobre la autofagia primordialmente; activar la autofagia es esencial para mantener tu cuerpo saludable y joven.

No te preocupes por abrumarte con conocimientos que ni siquiera has escuchado antes. Este libro te habla de todo lo que necesitas saber sobre la autofagia. Si lo lees de principio a fin, serás capaz de hablar sobre la autofagia durante literalmente horas. Al principio, tus amigos y familiares se mostrarán escépticos, pero dado que contarás con datos científicos y la investigación para respaldarlos, harás que quieran aprender más. ¡Además tienes personas que ayunen contigo lo que lo hace más fácil! Juntos, tus amigos y familiares pueden unirse a tu experiencia y, todos mejorarán sus vidas.

Hay muchos libros sobre este tema en el Mercado, ¡gracias otra vez por elegir este! Cada esfuerzo se hizo para garantizar que esté lleno de tanta información útil como sea posible; ¡por favor, disfruta!

Capítulo 1: Poner en contexto la autofagia

Antes de los albores de la agricultura, las personas no esperaban alimentos todos los días en realidad. Los cuerpos humanos no estaban acostumbrados a comer varias veces al día. Esto significa que nuestros cuerpos están más adaptados para comer algunos días y ayunar otros en lugar de comer todos los días.

Debido a la cantidad de acceso a alimentos que tenemos en el mundo desarrollado, la autofagia casi se ha convertido en algo del pasado. Casi nunca nos privamos de nutrientes.

Vivimos en un mundo moderno y rápido en donde siempre estamos desplazándonos. Constantemente ponemos cosas en nuestros cuerpos con alimentos y ponemos información en nuestras cabezas con medios digitales. La idea de depuración parece que pertenece a un tiempo diferente porque ciertamente no es coherente con muchos ideales que las personas tienen actualmente.

Christian De Duve acuñó el término "autofagia" en 1962 cuando los científicos en su laboratorio notaron un extraño orgánulo en las células de levadura. Más tarde se le llamó lisosoma. Los biólogos han recorrido un largo camino en la comprensión de la autofagia desde entonces. La parte más emocionante de los hallazgos recientes son las implicaciones para nuestra salud.

En la década de los setenta (1970), los biólogos pensaban en la autofagia como los lisosomas de nuestras células que actúan como trituradores de basura, simplemente eliminando la basura de nuestros cuerpos. En 2016, el biólogo celular japonés Yoshinori Ohsumi ganó el Premio Nobel en medicina o fisiología por descubrir los mecanismos de la autofagia. Primero, Ohsumi descubrió la autofagia en un tipo de célula llamada células de Baker. Su investigación mostró que la autofagia en realidad recicla materiales de nuestros cuerpos para su reutilización.

Ohsumi definió "autofagia" como el proceso celular de destruir el contenido para hacer espacio para más células, combatir microbios y patógenos, generar materiales para nuevas células y, reutilizar estos materiales para nuevos componentes.

Él decidió estudiar la autofagia cuando el número de científicos centrados en el campo era muy pequeño, pero desde sus descubrimientos innovadores que le valieron el Premio Nobel, muchos científicos se han interesado en la autofagia.

En una entrevista, Ohsumi dijo que la autofagia es un medio de reciclaje celular. El reciclaje celular ocurre cuando los nutrientes son escasos, y la autofagia se activa para destruir la maquinaria vieja y hacer maquinaria nueva. El estudio de Ohsumi nos reveló cómo la autofagia ocupa un lugar central en el reciclaje celular. Es sorprendente que la mayoría de los científicos no hayan prestado atención a la autofagia antes, porque ahora entendemos que es un proceso esencial en todos los seres vivos.

Sin la autofagia, las células no podrían pasar por el reciclaje celular, y simplemente morirían después de que sus orgánulos ya no funcionaran, o cuando fueran irrumpidos por invasores extranjeros. Sabemos que la autofagia es una forma de hacer que tus células duren más y permanezcan como células más jóvenes.

Gran parte de nuestra nueva comprensión de la autofagia puede atribuirse a Ohsumi. Su descubrimiento del papel de la autofagia en el reciclaje celular es cómo sabemos sobre la conexión de la autofagia con el Parkinson y el Alzheimer. Estas enfermedades han resultado de una mutación en un gen de la autofagia.

La autofagia es cómo nuestras células sobreviven bajo estrés. Comprender la autofagia nos ayuda a entender cómo reaccionan nuestros cuerpos al hambre, estrés y las infecciones. Fue esta implicación de autofagia lo que la Asamblea Nobel atribuyó a la adjudicación del Premio Nobel a Ohsumi.

No hay duda de que el trabajo de Ohsumi se acreditará como el precursor necesario para la investigación que encontrará curas en el futuro. La investigación de Ohsumi ha preparado el camino para buscar curas, pero hasta entonces, podemos usar nuestro conocimiento de la importancia de la autofagia para hacer que la activación de la misma sea parte de nuestra rutina.

Dado que nuestro ADN se degrada a medida que envejecemos, mutaciones como estas son más comunes en adultos mayores. Esto hace que sea aún más importante la autofagia en tu cuerpo, sin importar tu edad.

Además de la investigación que muestra los beneficios de la autofagia inducida por el ayuno de los pacientes de cáncer que reciben quimioterapia, los estudios más recientes son sobre los efectos de diferentes medicamentos en la autofagia y la desaceleración resultante del crecimiento de las células cancerosas.

Los medicamentos que estimulan la autofagia han demostrado retrasar el crecimiento de las células cancerosas para el neuroblastoma. Las células cancerígenas se colocaron en una placa Petri con el medicamento rabocymin y mostraron un crecimiento inhibido en comparación con las células cancerosas sin el fármaco.

Las células no cancerosas en la placa pudieron incluso destruir mejor las células cancerígenas, gracias al medicamento estimulador que aumenta la autofagia. El estudio de células cancerosas de neuroblastoma fue solo uno de los muchos ensayos clínicos similares que se han realizado en los últimos años.

Se necesita hacer más trabajos en esta área antes de que realmente se pueda salvar la vida de personas, pero aún es un momento emocionante para estar animarse con todos los avances realizados.

Es muy importante para la autofagia descomponer los orgánulos dañados en tus células porque, en cierto punto, requieren más energía para seguir funcionando de lo que valen en función. Tiene más sentido que la célula pase por la autofagia y descomponga estos orgánulos y cree otras nuevas.

La autofagia es estimulada por el estrés, pero no quieres un estrés crónico. Quieres un estrés agudo. El estrés agudo es un tipo de estrés que ocurre solo durante un corto período de tiempo — el tipo que proviene del ayuno y ejercicio.

Capítulo 2: Los tres tipos de autofagia

Los tres tipos de autofagia son microautofagia, macroautofagia y autofagia mediada por chaperona. Todas las células tienen lisosomas que se dedican que se dedican a la microautofagia por sí mismas, arrastrando orgánulos dañados y otros materiales para su descomposición. El objetivo de la microautofagia es la homeostasis de la membrana, la supervivencia celular y para mantener del tamaño de los orgánulos. En el lisosoma, se liberan enzimas que atacan los contenidos. Estos contenidos se usan para aminoácidos, glucosa, ácidos grasos y más.

Todas las células pasan por microautofagia. Los lisosomas se fusionan con los orgánulos dañados para destruirlos y usarlos como piezas para nuevos orgánulos. Todo esto es parte del ciclo celular esencial que Ohsumi descubrió en su investigación ganadora del Premio Nobel.

La macroautofagia ocurre solo en las células especializadas; una vesícula llamada autofagosoma sale de la célula para trasportar materiales en el citoplasma al lisosoma para su descomposición. El proceso de transporte de carga al lisosoma se llama retención. En la macroautofagia, el lisosoma no descompone los materiales, sino el autofagosoma. El autofagosoma se une con el lisosoma y descompone los componentes del interior.

La macroautofagia también se conoce como fagocitosis. Solo las células especializadas, como los glóbulos blancos, se someten a este tipo de autofagia. Cuando estas células encuentran una partícula grande, extienden el autofagosoma para engullirlo, y luego el autofagosoma se fusiona con el lisosoma para descomponerlo en partes reutilizables.

También hay tipos de macroautofagia que orgánulos específicos. Estos son mitofagia, pexofagia y ribofagia. Estos tipos eliminan los orgánulos dañados.

La autofagia mediada por chaperona es el tipo más Nuevo que conocemos: en él, las proteínas especializadas trabajan con el lisosoma para ayudar a transportar partículas específicas al lisosoma. Se ha demostrado que la autofagia mediada por chaperona es muy importante en varios procesos fisiológicos, como la reparación del ADN, el metabolismo y la regulación de la glucosa.

El proceso de la autofagia mediada por chaperona es similar al de la microautofagia, pero en lugar de degradar los materiales en las células que no lo ayudan a funcionar, degrada componentes específicos del citosol. Tus células saben qué componentes se degradan con la autofagia mediada por chaperona debido a la dirección que reciben de sus genes.

Los avances más recientes en la investigación nos dicen que la autofagia mediada por chaperona es el tipo más importante de la autofagia cuando se trata de enfermedades relacionadas con la edad. Los científicos han descubierto un claro vínculo entre enfermedades como el cáncer y la degeneración del cerebro.

Esto se debe a que, a medida que envejecemos, los componentes celulares necesarios para que este tipo más elaborado de autofagia se degradan. Como resultado, los microbios y otras toxinas pueden infiltrarse en las células con menos resistencia, y las proteínas descartadas en tus células pueden acumularse y provocar enfermedades neurodegenerativas como el Alzheimer y Parkinson.

Sin embargo, no tienes que aceptar esto como un resultado inevitable del envejecimiento. Puedes maximizar los beneficios de la autofagia de forma natural siguiendo las instrucciones de este libro. Te diremos todo el conocimiento práctico que necesitarás para obtener el máximo provecho de la autofagia.

La autofagia mediada por chaperona usa proteínas chaperonas para guiar las proteínas a través de la membrana del lisosoma. Allí, las proteínas específicas son digeridas. Esta es la forma más avanzada de autofagia que conocemos, y como resultado, sabemos menos sobre ella. Por el contrario, muestra un gran auspicio para la prevención de la curación de enfermedades relacionadas con la edad.

La autofagia mediada por chaperona es un gran ejemplo de cómo la autofagia siempre está ocurriendo a través de tu cuerpo en diferentes lugares y en distintos momentos. Por ejemplo, está activa en tu riñón, hígado y corazón en diferentes momentos. Cuando se trata de la autofagia mediada por chaperona, no es una cuestión de si está ocurriendo, sino de en dónde ocurre.

Tus células cambiarán a este tipo especial de autofagia después de unas diez horas de ayuno y hambre. Esto alcanza un nivel de activación en aproximadamente 36 horas, y puede permanecer en este nivel durante tres días.

Mientras, todas las formas de autofagia eliminarán, reutilizarán y reciclarán proteínas disfuncionales, la autofagia mediada por chaperona es responsable de la eliminación selectiva de proteínas disfuncionales.

La proteína especializada en la superficie del lisosoma en la autofagia mediada por chaperona se llama LAMP-2A, que significa proteína de membrana asociada al lisosoma. Los estudios en ratones demostraron que cuando preservamos esta proteína a lo largo de la vida útil de los ratones, estos vivieron más y fueron más saludables.

En estudios más recientes, los científicos modularon la autofagia mediada por chaperona en modelos de ratones transgénicos in vivo, y descubrieron que este tipo de autofagia puede regular muchas funciones celulares además de descomponer proteína. Cuando la autofagia mediada por chaperona descompone las proteínas correctas en los momentos correctos, esta ayuda con el metabolismo de los lípidos y glucosa, la reprogramación celular e incluso la reparación del ADN. Dado que el ADN dañado puede conducir a muchas enfermedades relacionadas con la edad, los científicos están especialmente interesados en esta función de la autofagia mediada por chaperona.

En la enfermedad neurodegenerativa de Parkinson, los científicos han demostrado defectos en la actividad de la autofagia mediada por chaperona. El defecto se produce debido a que las proteínas toxicas se unen a LAMP-2A con afinidad anormal, lo que provoca la obstrucción en las células.

Es posible que hayas reunido muchas acumulaciones de proteína en tus células con el tiempo, pero te diremos las mejores formas para activar la autofagia, haciendo que tus células las limpien y las reciclen.

Si deseas prevenir la aparición de la enfermedad a medida que envejeces, la autofagia te ayudará también a lograrlo. La autofagia mejora la función inmune del cuerpo junto con otros varios biofactores, y cuando la activas, ayuda a prevenir infecciones que causan cáncer y otras enfermedades.

Capítulo 3: En un nivel molecular

Aunque son microscópicos, las células hacen posible todo lo que haces. Uno de los efectos más destacados del envejecimiento es el daño celular. Los orgánulos en las células de los adultos mayores son menos efectivos. La autofagia maximiza los efectos del envejecimiento en tu biología celular. Hacer esto disminuye los efectos del envejecimiento y te hace vivir más tiempo.

Si no comienzas una nueva rotuna de activación de la autofagia, tus células no eliminaran los desechos y toxinas casi tan bien, y como resultado, tus células tampoco funcionarán. Esto conducirá a un aumento de peso, peor piel, aumento de inflamación, poca energía, y alguna enfermedad relacionada con la edad. El ayuno y el aprendizaje de hábitos más saludables disminuirán los efectos del envejecimiento al mantener tus células jóvenes.

Múltiples genes y proteínas entran en juego en las diversas etapas de la autofagia, pero el conocimiento práctico que necesitas tener es muy sencillo.

Primero, necesitas saber cómo explicarías la autofagia a alguien en unas pocas oraciones. La palabra "autofagia" está compuesta por dos partes con orígenes griegos: "auto" significa "yo", y "fagia" que significa "comer". Precisamente, eso es lo que es la autofagia. Cuando tus células pasan por la autofagia, comen partes de sí mismas que podrías llamar basura.

También, las mitocondrias dañadas de tus células no funcionan, por lo que tus células se las comen y usan las partes para construir mitocondrias nuevas y saludables. Las proteínas que tus células usan se convierten inútiles con el tiempo y simplemente terminan ocupando un espacio y sin hacer nada.

La mitocondria puede ser la parte más importante de la célula. Como elemento impulsor, esta produce energía para toda la célula. Una mitocondria saludable afecta positivamente a toda la célula. Estas mitocondrias saludables son las que mejor previenen enfermedades neurodegenerativas como el Alzheimer y Parkinson.

La metáfora de la reparación de un carro encaja aquí. Si tu automóvil se descompuso y arreglarlo no valía la pena el costo, no serías capaz venderlo. Tampoco permitirías que permanezca en tu patio durante años y años. Sería algo feo de mirarlo, tanto para ti y como para los transeúntes.

Harías una de las dos cosas. Si no está dotado mecánicamente, encontrarás a alguien que lo compraría por piezas a un buen precio. Si sabes cómo funciona un carro, lo desarmarías tú mismo y usarías las piezas para un automóvil nuevo.

Tus células hacen lo mismo. Cuando las toxinas empiezan a acumularse y causan desorden, estas las limpian y hacen uso de ellas.

La autofagia ocurre cuando las células carecen de nutrientes, por lo que estas se alimentan de nutrientes que ya están presentes en tu cuerpo. La autofagia es la razón por la que nosotros los humanos somos capaces de sobrevivir por tres semanas sin comida. Tú y todas tus células continúan sobreviviendo porque tus células utilizan los nutrientes que ya están dentro de las pequeñas grietas de su citoplasma.

El cuerpo requiere alrededor de cien gramos de proteína todos los días. Es posible que te sorprendas al saber que solo un tercio de esta proteína proviene de los alimentos que consumes. El resto de la proteína proviene de la autofagia. La autofagia descompone la proteína en tu cuerpo para su reutilización, de aquí es de donde proviene la mayoría de tus proteínas.

Tus células ya tienen acumulaciones de proteínas dañadas, orgánulos disfuncionales, y toxinas extrañas. Estas se acumulan simplemente viviendo la vida. Todas las plantas y animales se someten a la autofagia cuando las células sufren estrés o inanición.

Como hemos comentado, los detalles más finos de la autofagia a nivel molecular todavía se están estudiando en laboratorios, pero sabemos los pasos fundamentales que la componen. Los tipos más importantes de autofagia, desde la perspectiva de tu salud, son la macroautofagia y la autofagia mediada por chaperona.

Una vesícula especial llamada autofagosoma sale de la célula y atrapa los materiales dentro de su doble membrana. Luego, retorna a la célula y se fusiona con una vacuola llamada lisosoma (el estómago de la célula). Desde allí, el autofagosoma descompone los patógenos, orgánulos dañados o las proteínas desplegadas de la misma manera que lo hace cualquier tipo de autofagia.

Entraremos en los detalles sobre los cambios en el estilo de vida que activarán y maximizarán la autofagia, pero aun es correcto conocer algunos funcionamientos internos de los genes que lo activan en el nivel más bajo de cada célula.

Tus células llevan su propio ADN y genes. Tus genes son capaces de detectar pequeños cambios en tus células — cuando detectan una baja cantidad de nutrientes, estos activan la autofagia, haciendo que tus proteínas realicen las funciones necesarias para hacerlo.

Entre los muchos genes involucrados en la autofagia, ATG es el más importante. ATG no es un acrónimo; en cambio, se supone que se parezca a la palabra "AuTofaGia" porque es el gen esencial relacionado con la autofagia. El gen ATG y la cadena de proteínas VPS-34 son esenciales para la regulación y la estimulación de la autofagia.

La investigación muestra que manipular la red de la cadena de proteínas VPS-34 puede beneficiar a los científicos que buscan la forma de combatir las enfermedades. Esto se debe porque muchas enfermedades relacionadas con la edad se remontan a la degradación de los sistemas que son esenciales para la autofagia. Una vez que los científicos descubran cómo manipular ATG y VPS-34 a un nivel fino e inevitablemente cambiar la medicina y el envejecimiento, simplemente conocer que ATG y VPS-34 son los principales genes y cadenas de proteínas a tener en cuenta. También es posible que desees saber sobre el gen HIF-1A, que inicia la hipoxia en tus células cuando se someten a la autofagia.

La acumulación de basura celular tu funcionamiento saludable a un nivel microscópico. El propósito de la autofagia es mantener la homeostasis en tus células manteniendo tus proteínas en niveles saludables y evitando las toxinas dañinas. Es el proceso natural de tu cuerpo de limpiar todo esto de tu sistema y reutilizarlo para un mejor uso.

Existe un consenso entre los científicos sobre que de la falta de autofagia puede conducir a la acumulación de proteínas en las células cerebrales que conllevan a enfermedades neurodegenerativas, que hemos establecido previamente. Sin embargo; hay un fenómeno similar con la diabetes.

El problema de acumular proteínas desplegadas no se limita a las células en el cerebro. Cuando las células en cualquier parte de tu cuerpo acumulan muchas de estas proteínas desplegadas porque estas apenas pasan por la autofagia, estas proteínas se agrupan para formar lo que se conoce como depósitos amiloides.

Existe un error muy generalizado de que la autofagia solo ayuda a combatir enfermedades porque ataca los patógenos y toxinas que provienen del exterior de la célula. Si bien es cierto que la autofagia combate las infecciones atrapando a los invasores tóxicos en el lisosoma y descomponiéndolos en partes utilizables (¡hablemos de lo brutal!), la autofagia también lucha contra las enfermedades al evitar la acumulación de toxinas dentro de la célula.

Cuando tus células tienen demasiados orgánulos y proteínas inservibles que ya no realizan una función en la célula, estas eventualmente se vuelven toxicas, lo que hace que las células mueran prematuramente. Idealmente, tú induces la autofagia regularmente para que tus células limpien estas proteínas y orgánulos toxicas. De esta forma, tus células viven más y se mantienen saludables.

Allí es cuando tu parte entra en juego. Las células no tienen la voluntad propia de limpiar su desorden. Si quieres que limpien su habitación, por así decirlo, debes hacer que lo hagan.

Haces que tus células se sometan a la autofagia al privarlas de nutrientes de los alimentos que consumes. En nuestro mundo moderno, estropeamos nuestras células al alimentarlas varias veces al día. Como resultado, estas no mantienen las cosas ordenas y funcionando sin problemas.

No obstante, tus células necesitan nutrientes para persistir. Es por eso que cuando dejas de comer, estas cuidan los orgánulos y proteínas dañadas y las usan como alimento. Esto ocurre en las células de todo el cuerpo, desintoxicando tu sistema, y haciéndote sentir muy bien.

Los poros en tu piel se aclaran, la mayor eficiencia de las células no obstruidas te dan más energía, y lo mejor de todo, pierdes peso. Obtienes todos estos beneficios sin los riesgos para la salud de las dietas que no tienen base en la ciencia. Las personas que cambian sus estilos de vida en torno al ayuno e inducen la autofagia ven estos resultados en tan solo dos semanas.

El domino de la autofagia se reduce a refinar el equilibrio entre la activación de dos enzimas: mTOR y AMPK. La enzima mTOR es activada cuando comes, es decir, cuando tienes niveles significativos de glucosa en tu cuerpo.

La AMPK es lo opuesto: esta se activa cuando no comes. Cuando la energía de tus células es baja, se activa la glucosa, la absorción de ácidos grasos y la oxidación. Cuando la energía de tus células es baja, la AMPK comienza el proceso de autofagia.

Cuando no comes, tu glucosa disminuye y una hormona llamada glucagón aumenta. Si tienes suficiente glucosa en tu cuerpo, tus células consumen los nutrientes que comes. Alternativamente, cuando tienes altos niveles de glucagón, la autofagia es activada.

Puedes ver la activación de la AMPK como lo que estimula la autofagia y lo que activa el catabolismo. Puedes observar a la activación de mTOR (a través de la alimentación) como lo que detiene la autofagia y activa el anabolismo.

El catabolismo es la descomposición de moléculas complejas en los seres vivos para formar otras más simples, un proceso que requiere energía. Debes asociar el catabolismo con la incrementación en el glucagón, la hormona que finalmente inicia la autofagia.

La activación del mTOR (causado por el aumento de la glucosa) comienza el proceso del anabolismo. El anabolismo es la síntesis de moléculas en los seres vivos, desde las moléculas más simples hasta las más complejas, un proceso que también requiere energía.

A nivel molecular, el anabolismo y el catabolismo son importantes partes de la autofagia. Cuando el lisosoma y la autofagosoma descomponen los componentes celulares en materiales utilizables, esto es catabolismo. Tus células necesitan cambiar la composición compleja de las moléculas que comen en moléculas más simples para que puedan cambiarlas en otra cosa. En la etapa de autofagia, en donde estas simples moléculas se construyen nuevos orgánulos, esto es anabolismo.

Tus células necesitan del anabolismo y catabolismo para mantenerse saludables. Estos procesos opuestos pero igualmente necesarios enfatizan aún más la importancia del equilibrio en la autofagia. Come en tus días de banquete para que tus células puedan hacer algo de las partes descompuestas a través del anabolismo; ayuna en tus días de ayuno para que tus células puedan descomponer la basura en moléculas más simples a través del catabolismo.

¿Cómo obtienen energía las células?

Probablemente hayas oído hablar de la molécula ATP antes. ATP significa trifosfato de adenosina, y es la principal fuente de energía en las células. Ya sea que las células de tu cuerpo obtengan energía de la autofagia o del procesamiento de nutrientes, el producto final sigue siendo energía generada desde la descomposición del ATP.

Todo lo que haces requiere de energía. Incluso precisa de energía para descomponer los alimentos que te dan energía. Necesitas de la energía para usar tus músculos, tener pensamientos, dormir, y replicar el ADN de tus células.

Como se mencionó, ATP denota trifosfato de adenosina. Esta molécula es vital para tu metabolismo. Otras moléculas llamadas complejo respiratorio cumplen este mismo papel, pero el ATP es más abundante y más importante. Puedes encontrar todos los hermosos detalles del proceso de fosforilación de ATP de otras fuentes: este es el proceso que nos da energía y hace posible toda la vida. Este libro solo quiere que entiendas lo suficientemente bien como tomar el control de él.

Esencialmente, tus células descomponen trifosfato de adenosina (ATP) en difosfato de adenosina (ADP). Esto libera la energía almacenada en la unión de ese fosfato extra. La energía que obtienes del ATP es cómo puede funcionar tu cuerpo. Tus células están en un constante ciclo de conversión de ATP en ADP y nuevamente en ATP.

Convertir el ADP en ATP requiere tanto comida como oxígeno. Los animales y las plantas pasan por igual por este proceso de convertir el ATP en ADP y viceversa. Los animales cambian su ADP a ATP a través del proceso de oxidación, y las plantas cambian su ADP a ATP a través del dióxido de carbono en la fotosíntesis.

En cualquier momento, tu cuerpo solo tiene ocho onzas de ATP —sin embargo, cada día se produce un equivalente de 175 libras de APT. Esto es aproximadamente el peso de un humano promedio. Así que es 200 septillones de moléculas de ATP o 2 seguidas de veintiséis ceros.

Producir tu complete peso corporal en ADP todos los días suena como un proceso agotador, pero un cuerpo sano lo hace sin interrumpir ningún otro proceso.

Cuando envejeces, todavía tienes que descomponer los nutrientes que obtienes de la comida. Mientras más alimentos tú metabolices, más energía tú quemas. A lo largo de tu vida, esto merma gradualmente tu cuerpo y células. Como consecuencia, estas se convierten menos capaces de descomponer el ATP con el tiempo.

Si comes menos, tus células metabolizarán menos y durarán más tiempo en reducirse. Estas terminan siendo más resistentes más tarde en la vida porque estas experimentaron menos desgaste. Esta es la idea principal de restricción calórica, que se ha demostrado que incrementa la vida útil de los animales y salud en los humanos.

Todavía no se ha alcanzado un consenso si la restricción calórica aumenta la vida útil de los humanos.

Sucesivamente a la restricción calórica, se ha comprobado científicamente que la autofagia es importante para las enfermedades relacionadas con la edad, por lo que es mejor estimular la autofagia y seguir obteniendo menos calorías en ayunas.

Apoptosis

La autofagia también es un medio para reutilizar las partes que quedan de las células muertas. Las células mueren por trauma, falta de nutrientes, o pasan a través de un proceso planificado de muerte celular. Existen muchos términos para la muerte planificada de una célula: muerte celular autofágica, muerte celular programada o apoptosis. La apoptosis generalmente se realiza para mantener la homeostasis con el resto del tejido del que forma parte la célula.

Si una célula está dañada o simplemente no es necesaria para la función del tejido circundante, puede pasar por apoptosis. Las células circundantes pueden descomponer la célula muerta y utilizarla para materiales. Puede parecer duro, pero algunas veces esto es una buena forma para que tu cuerpo se limpie y mantenga una eficiente apropiada.

Deberíamos ser conscientes de la diferencia entre la autofagia y la apoptosis porque las personas tienden a confundirlos. La apoptosis es el proceso altamente controlado de muerte celular programada. La necrosis es cuando una célula muere debido a un trauma, infección, o falta de nutrientes — la apoptosis es diferente porque la muerte está programada. Algunas veces esto se hace para dejar espacio para más tejido. Igualmente, se puede hacer la autodestrucción debido a que la célula reconoce que está dañando al cuerpo. Si la célula es cancerosa, es posible que inicie la apoptosis.

Siempre es bueno ser conscientes de los diferentes procesos biológicos ocurriendo en nuestros cuerpos, pero deberías saber que la apoptosis y la autofagia son muy diferentes. Esto es importante porque cuando las personas escuchan que la autofagia significa "auto-alimentación", a veces se confunden y piensan que están comiendo otras células, o que se comen a sí mismos como en la autodestrucción en el proceso de apoptosis.

Si usas el término "auto-alimentación" cuando se habla de autofagia, añade "auto-renovación" después. Esto ahorrará mucha confusión.

El gen P62

El vincula entre la autofagia y el gen P62 cuenta una historia fascinante acerca de la evolución humana. El gen P62 se ha atribuido a la esperanza de vida humana durante el tiempo que sea, debido a nuestra respuesta superior al estrés biológico agudo.

Pero no siempre los humanos tuvieron este gen. Evolucionamos para tenerlo con el tiempo.

Como tenemos el gen P62, cada vez que el cuerpo detecta subproductos metabólicos que causan daño celular, este gen induce la autofagia para limpiar los subproductos.

El gen P62 es el más famoso y el más entendido entre los investigadores de la autofagia, pero estamos hablando acerca de señalar que muchos genes están participando en la autofagia, todos con diferentes propósitos. Es cierto que la enzima AMPK activa la autofagia, pero está lejos de ser el único jugador. Hay muchos integrantes como el gen P62 que participan.

Cuando los científicos dieron a las moscas de la frutan el gen P62, sobrevivieron más tiempo en condiciones estresantes. El hecho de que incluso una mosca de la fruta pueda beneficiarse de este gen de autofagia humano muestra cuán poderoso realmente es.

Capítulo 4: ¿Cómo controlar la autofagia en tu cuerpo?

Las células forman sistemas en sus trillones. Estas generan energía en sus mitocondria y se comunican entre sí. Aunque siempre existen algunas que pasan por la autofagia, hay una gran diferencia entre unos cientos miles de estas pasando a través de la autofagia, millones de células pasan por la autofagia o diez millones de células pasan por la autofagia. Si tienes este libro, sospecho que quieres que ocurra el último para que puedas mantener tu cuerpo limpio y lo más saludable posible.

Las células jóvenes hacen su trabajo casi a la perfección. Casi nadie tiene que pensar en su salud cuando son jóvenes debido a esta razón. Las células se desgastan a medida que envejeces, pero no tienes que aceptar esto como un hecho de vida. Estas se degradarán, pero si tú permites que tus células curen a sí mismas, no se degradarán tanto. La autofagia estimulante es una forma efectiva de detener el envejecimiento.

Unas células saludables definen un cuerpo más saludable. Tus células automáticamente comerán algunas de sus toxinas y realizarán parte del trabajo por su cuenta, pero no es tan efectivo como cuando lo activas por grandes períodos de tiempo a través de los métodos de este libro.

La cosa frustrante acerca de la autofagia estimulada cuando envejecemos es que, dado que nuestras células se han degradado con el tiempo, no solo son menos capaces de realizar sus funciones normales, sino que son menos capaces de realizar la autofagia. Esto es un hecho irritante con el que lidiar, ya que queremos inducir la autofagia para mejorar la salud de nuestras células.

La buena noticia es que tu autofagia seguirá limpiando tus células sin importar la edad y cada toxina que eliminen en el proceso ayudará en la próxima vez que actives tu autofagia.

Esto en parte es la razón por la cual enfatizo la importancia de la consistencia cuando se trata de autofagia. Harás grandes avances en tu cuerpo cuando primero haces tú ayuno, tu cuerpo se liberará de innumerables toxinas y se volverá más saludable.

Sin embargo, la consistencia importa porque si continuas con otro ayuno después de unos días de comer, tus células serán capaces de limpiarse a ellas mismas mejor a través de la autofagia que la primera vez.

La autofagia no es algo que puedes esperar que te ayude si ayunas una vez al año. Los beneficios a largo plazo de un ayuno poco frecuente no están respaldados por la investigación, pero sí los efectos de un ayuno regular.

No ayunes pocas veces al año y esperes que le haga a tu salud un bien significativo a largo plazo. Probablemente te sentirás increíble después de tu primer ayuno, pero si no ayunas durante otros menes después, prácticamente estarías de nuevo en el punto de partida. Tomará tiempo adquirir el hábito de ayunar regularmente, pero una vez que lo hayas hecho, los beneficios surgirán en cómo te sientes.

Después de aprender la ciencia de la autofagia del último capítulo, puedes ver por qué el ayuno es una parte esencial de regulación en tu cuerpo. Sin embargo, queremos que seas consciente del importante equilibrio que debes alcanzar al controlar la autofagia. Una forma de hacerlo de manera saludable es alternar entre días de ayuno y días de comer alimentos que potencien la autofagia.

Necesitas una dieta rica en alimentos ricos en nutrientes para alimentar tus células en tus días de banquete, y no necesitas consumir nada más que agua en tus días de ayuno para activar la autofagia y eliminar las toxinas y desechos de tu cuerpo.

A veces, cuando las personas aprenden sobre la autofagia y comienzan a interesarse en ella, estas personas tienen la idea falsa que la autofagia está "activada" o "desactivada". En realidad, la autofagia está ocurriendo en tu cuerpo en todo momento en diferentes células a través de tus órganos. No es tan blanco y negro como estar "desactivada" o "activada".

Cuando digo que seguir las prácticas en el libro activará la autofagia, no significa que ninguna de tus células esté procesando la autofagia y de repente lo hará cuando ayunes y hagas ejercicio. La verdad es una realidad de escala.

En este preciso momento, hay células en tu cuerpo que están pasando por la autofagia, pero si levantaras pesas antes, muchas más células pasarían por la autofagia. Si estuvieras en un ayuno de 24 horas y acabaras de hacer ejercicio, aún más, serían las células que estarían pasando por la autofagia.

Tú deseas ir más allá de la autofagia que ocurre en tu cuerpo ahora y aprovechar al máximo este proceso natural. Esto es lo que las prácticas del libro están destinadas a llevar a cabo. Si no hiciste ningún cambio después de leer este libro, sin duda, la autofagia seguiría ocurriendo en tu cuerpo, pero mucho menos. Cuanto más tiempo tus células del cuerpo se sometan a la autofagia, más tiempo tendrán para eliminar las toxinas descomponiéndolas para obtener más energía.

La dieta keto y la autofagia

La dieta keto es otra forma de incrementar la autofagia en tu cuerpo. Recomendamos que obtengas el mayor beneficio posible combinando el ayuno y la dieta keto, pero tu cuerpo y tu salud depende solamente de ti.

Para quemar la glucosa, tu cuerpo usa los carbohidratos. Si sigues la dieta cetogénica (keto) y comes grasas saludables y menos carbohidratos, aumentarás el poder de la autofagia. Lo mismo ocurre cuando ayunas, pero con una dieta rica en grasas saludables, también obtienes los beneficios adicionales de las grasas no saturadas. En el capítulo "Dieta y suplementos", analizaré cómo una dieta llena de ayunos saludables ayudará a impulsar la autofagia.

El ayuno vs. Restricción calórica

Si estas constantemente comiendo sin interrupciones del ayuno, no le estas dando a tus células tiempo para reparar el daño de las toxinas que se acumulan mientras comes. La investigación muestra que el ayuno intermitente promueve mayores niveles de energía, aumenta la quema de grasa, y también disminuye el riesgo de diabetes y enfermedades del corazón. Estos beneficios se deben gracias a la estimulación de la autofagia a través de la inanición de tus células.

Recuerda que la autofagia es inducida en tus células debido al estrés. El estrés puede venir en forma de inanición, ejercicio y cambios rápidos de temperatura de tu entorno. El estrés significa algo diferente para tus células que lo es para ti. No te sientes cansado mientras duermes, pero incluso sin ayunar, nuestras células pasan a través de cierto nivel de autofagia debido al estrés de no tener nutrientes durante ocho horas.

Según la investigación, el ayuno es uno de los métodos más efectivos para activar la autofagia, sin embargo, existen diversas formas para activarla. Incorporar muchas de estas en tu vida te proporcionará el mayor beneficio para la salud.

Cuando ayunas tus células deben someterse a la autofagia con el fin de obtener energía. Ya analizamos cómo el lisosoma y la autofagosoma descomponen las toxinas y las convierten en materiales utilizables, pero este proceso de "alimentación" también genera energía para la célula. En la autofagia, el proceso de descomposición del ATP para adquirir energía ocurre con las toxinas en tus células en lugar de con los alimentos que consumes.

En una dieta, limitas los alimentos que consumes, pero igualmente sigues comiendo. Cuando ayunas, pasas por períodos de tiempo sin comer en absoluto. El ayuno es lo que estimulará los altos niveles de autofagia durante largos períodos de tiempo.

Hace unos quince años atrás, la idea de la restricción calórica ganó mucha atención y popularidad entre las personas que querían estar más saludables, perder peso y vivir más tiempo. De hecho, hubo estudios que demostraron que los mamíferos que restringieron su consumo en un 10% vieron un aumento en su esperanza de vida. Asimismo, vieron una mejora en los biomarcadores de saludo, como la presión arterial e inflamación.

La teoría de la restricción calórica para la mejora de salud ciertamente tenía sus méritos, pero la autofagia lo supera en todos los aspectos. Por un lado, si ayunas cada dos días y comes alimentos saludables, los días que no estas ayunando, ya estas restringiendo tu consumo de calorías significativamente. Eso significa que estas obteniendo los mismos beneficios de la restricción calórica, además de beneficiarse del aumento de la autofagia.

Igualmente, existe el simple hecho de que la restricción calórica nunca tuvo el mismo respaldo científico que la autofagia. Si bien los biólogos aún tienen más que aprender sobre la autofagia, sabemos con certeza que la autofagia juega un papel fundamental en el envejecimiento y las enfermedades relacionadas con la edad.

Si haces que la inducción de la autofagia sea una prioridad en tu vida, obtendrás los beneficios potenciales de la restricción calórica al mismo tiempo que obliga a tus células a desintoxicar tu cuerpo en tus días de ayuno. Así, consigues lo mejor de ambos mundos.

Si crees que ayunar solo 12 horas no hará la diferencia, nota que la creciente investigación constante sobre la autofagia dice que estás equivocado. Un estudio mostró que la disminución de la ventana de alimentación que en pocas horas tuvo efectos positivos en la autofagia.

Dado que estás leyendo este libro, seguramente estás buscando aumentar tu autofagia más de lo que se impulsó con este pequeño cambio. Sin embargo, lo que debes sacar de este estudio es que cada pequeño cambio que hagas que mejore tu salud hará una gran diferencia, especialmente cuando se trata de autofagia.

Un famoso estudio analizó un grupo de ratas que tenían una dieta alta en grasa, pero que solo podían comer durante las 8 horas del día (por lo que ayunaron durante 16 horas). El otro grupo tenía la misma dieta pero podían comer cuando lo deseaban. El grupo de ayuno tuvo menos problemas de salud que el grupo que no ayunó.

Otro estudio investigó a ratones de diez meses de edad que se quedaron sin comida dos veces por semana para desencadenar la autofagia. Después de seis semanas, los ratones que hicieron el ayuno aumentaron de peso al mismo ritmo que los ratones que no ayunaron. Sin embargo, cuando todos los ratones tenían 24 meses de edad, se estudiaron las células en sus sistemas inmunológicos, y se demostró que los ratones en ayunas tenían sistemas inmunológicos más jóvenes que los ratones sin ayuno.

Uno de los investigadores señaló que el pelaje de los ratones que ayunaron era también más brillante y saludable. Estos ratones en ayunas eran más saludables en muchos aspectos, al igual que los humanos podemos ser si inducimos la autofagia a través del ayuno y ejercicio.

Ejercicio

Hasta ahora, solo hemos hablado sobre el ayuno y la dieta para inducir la autofagia. No obstante, existe un factor igualmente importante que las personas suelen temer: el ejercicio. Los estudios han demostrado que las personas que ayunaron durante 36 horas se sometieron a menos autofagia que las personas que realizaron entrenamiento de resistencia durante sesiones cortas de 20 minutos.

Al escuchar de este estudio, recuerda que siempre nos preocupamos por el nivel de la autofagia. La autofagia no está "desactivada" o "activada". Más bien, esta ocurre a diferentes grados, desde el modo de mantenimiento hasta grados cada vez mayores de autofagia avanzada. El ayuno indudablemente te pondrá en autofagia avanzada, pero es posible que el ejercicio te dará aún más.

No te limites por leer esto como "El ayuno no tiene sentido, y solo debería hacer ejercicio". Léelo como más oportunidades para la optimización de la autofagia. Tienes muchas opciones para activar y mejorar la autofagia; si deseas sacar el máximo provecho posible, debes intentar sacar todas las barreras ayunando, haciendo dieta y haciendo ejercicio.

La autofagia elimina el daño de las células como resultado del ejercicio. Cuando tus células son reparadas, tus niveles de energía se incrementan.

Cuando la autofagia se indujo con ejercicio, no existen resultados positivos en las fibras de los músculos esqueléticos. No obstante, cuando la autofagia se promovió con el ayuno, los ratones fueron capaces de evitar la degeneración de sus fibras musculares y la acumulación de orgánulos dañados.

Básicamente, esto demostró que el ayuno podría contribuir a los efectos del ejercicio que inducen la autofagia. Esto es beneficioso para mantener la homeostasis de nuestros músculos durante el ejercicio. El ayuno, junto con el ejercicio, fue especialmente útil para la regeneración de colágeno en las células de la piel.

Asimismo, es otro estudio que muestra cómo el ejercicio y el ayuno pueden dar más beneficios a la autofagia según la situación, por lo que te recordamos que no elijas uno u otro. Elige ambos.

Es educativo, si no sorprendente, para apreciar este hecho: en un estudio de ayuno que midió la autofagia de atletas entrenados frente a no atletas, los atletas vieron una autofagia mucho mayor que el otro grupo.

Puedes pensar que esto se debe a que los atletas están predispuestos a tener una mejor salud general, pero cuando se observa la investigación sobre cuánto ejercicio activa la autofagia, parece probable que los estilos de vida activos de los atletas fueron un factor clave en su aumento de la autofagia.

Dormir

Dormir es el elemento más misterioso de la activación de la autofagia porque los científicos aun no entienden para qué sirve.

¿Sabías que acostarse mientras estás despierto solo ahorra 100 calorías más que dormir? Esto sugiere que el propósito del sueño tiene más que ver con el cerebro que con el cuerpo.

El dormir en sí mismo no estimulará la autofagia, así como otros métodos, pero no te hagas una idea equivocada — necesitarás ocho horas de sueño de alta calidad cada noche si deseas aprovechar al máximo todos los métodos para impulsar la autofagia.

Mientras duermes, tu cuerpo repara el daño y la autofagia alcanza su punto más alto en el día. Debido a que no estás haciendo nada más que dormir, esto le permite a tu cuerpo gastar mucho más energía en estas tareas.

Por otro lado, también es cierto que la autofagia y el sueño: tu cuerpo experimenta mucha más autofagia mientras duermes, pero si se te priva del sueño, tu cuerpo tendrá mucho menos autofagia.

Estar cansado en sí mismo puede aumentar la inflamación, así que asegúrate de dormir lo suficiente. La calidad de tu sueño es más importante que el tiempo que duermes.

Es más difícil para tu cuerpo mantenerse al día con la autofagia y el crecimiento de las nuevas células si no mantienes un ritmo cardíaco regular. Asegúrate de no salir de este ritmo para que tu cuerpo pueda mantener el ritmo.

Estar privado de sueño también te hará más propenso a sufrir de inflexibilidad metabólica, falta de autocontrol, niebla cerebral y antojos.

Mientras estamos en el tema del sueño, tenemos que considerar nuestros ritmos circadianos. Dado que duermes ocho horas, debes comer al máximo durante ocho horas al día. Este equilibrio entre consumo y digestión es otra forma de pensar en la autofagia. Cada vez que colocas cosas en tu cuerpo, debes tomar la misma cantidad de tiempo para limpiar tu cuerpo.

Otros métodos

Ahora tocaremos algunos otros métodos para activar la autofagia. Estos métodos te darán un efecto de menor duración que el ayuno y la dieta keto, pero aun vale la pena señalar si deseas desintoxicar tu cuerpo tanto como sea posible.

Puedes usar un sauna para activar a autofagia. Cuando tu sudas por el calor de un sauna, esto ejercerá presión en tus células, lo que recuerdas siempre es lo que desencadena la autofagia. Solo asegúrate de seguir las pautas de salud estándar para usar saunas, y tendrás esta forma adicional de desintoxicarte

Si puedes visitar un sauna, esta es otra excelente manera para activar la autofagia. Fortalece tu sistema inmunológico, desintoxica tu cuerpo, reduce tu ritmo cardíaco y mejora la circulación sanguínea. Todos estos efectos se deben al estrés por calor que los saunas ponen en tus células, desencadenando el AMPK y poniendo tus células en autofagia avanzada.

El siguiente método puede parecer inusual. Tu puedes poner estrés en tus células (e inducir la autofagia) cambiando rápidamente la de tu entorno. Si hace frío afuera, puedes estar un par de minutos afuera y luego correr adentro entrar en calor nuevamente. También, puedes tomar una ducha fría por poco tiempo y luego cambiar el agua a agua caliente (¡ten mucho cuidado de no quemarte si intentas esto!).

La acupuntura estresará tu cuerpo e inducirá la autofagia.

Capítulo 5: Los beneficios de dominar la autofagia para la salud

La desintoxicación

Espero que a estas alturas, este libro te haya hecho pensar en la desintoxicación de una manera nueva. Muchas de las "dietas de jugos" afirman desintoxicarte al consumir tanta col rizada como sea humanamente posible, pero no hay evidencia real para respaldar estos proclamados beneficios para la salud.

En contraste, la autofagia ocurre naturalmente en tu cuerpo, ya sea que lo sepas o no. Estimularla no hace algo nuevo para tu cuerpo; cuando aumentas y estimulas la autofagia, simplemente estás aprovechando al máximo un proceso intracelular por el que pasan todos los seres vivos.

La autofagia desintoxica tu cuerpo mucho antes de que alguna de estas dietas de jugo existiera, y la autofagia te desintoxicará más de lo que estas dietas nunca lo harán.

Los beneficios a corto plazo

Una de las formas en que puedes incrementar la autofagia en tu cuerpo es modificando tu dieta. Repasaremos los alimentos que contienen productos químicos que estimulan las proteínas y los genes que juegan un papel fundamental en la autofagia.

Cambiar tu dieta por sí misma no desatará todo el poder de la autofagia, pero seguirá marcando una diferencia — en particular para tu piel—. Hará la diferencia más rápida en la epidermis, la capa externa de tu piel. La autofagia ayuda a limpiar los poros de tu piel, dándote una piel más brillante y juvenil.

La forma en que esto funciona tiene doble finalidad. La autofagia limpia las toxinas de la piel al descomponerlas, pero, a su vez, mejora el estado general de las células de la piel, lo que las ayuda a producir más de una proteína llamada colágeno.

Si deseas que tu piel se vea más clara, controlar el colágeno es el camino a seguir. Tu colágeno es responsable de hacer que la piel sea elástica y duradera. A medida que envejecemos, nuestras células de la piel producen menos colágeno porque nuestras células pierden la eficiencia que alguna vez tuvieron. Las partes de nuestras células se desplazan por las proteínas dañadas y los orgánulos dañados que la autofagia limpia. Esto significa que no solo hace autofagia al limpiar este exceso de material, sino que mejora la eficiencia de tus células para que puedan producir más colágeno.

Revitalizas las células de la piel no es la única forma en la que la autofagia retrasa el envejecimiento. Si tienes el hábito de iniciar regularmente la autofagia en tu cuerpo, esta evitará el cáncer y la neurodegeneración.

La piel es importante porque protege de los rayos UV y las enfermedades. La descomposición del colágeno provoca arrugas; esto puede ser causado por la exposición al sol y el simple envejecimiento. Las células en tu piel se reemplazan aproximadamente cada treinta días. Tu piel pasa por un proceso continuo de renovación.

Los protectores para el cuidado de la piel solo cubren la superficie externa de la piel por lo que básicamente es una capa de pintura. A largo plazo, estos productos pueden provocar inflamación de la piel, ardor y acné. Si eres serio acerca de mantener una piel sana, debes tratar de beber 8-10 vasos de agua al día.

Para entender por qué la autofagia hace un trabajo tan bueno para mantener tu piel sana, deberás entender por qué la piel envejece en primer lugar.

Tu piel está hecha de células llamadas fibroblastos que crean una proteína conocida como colágeno. El colágeno actúa como tejido conectivo en muchas partes de tu cuerpo. La piel es donde el colágeno es más frecuente dado que es el órgano más grande.

Cuando envejecemos, nuestros fibroblastos producen menos colágeno, haciendo que tu piel pierda la elasticidad que una vez tuvo. Nuestros fibroblastos producen menos colágeno porque tenemos menos autofagosomas cuando envejecemos, por lo que estas células son menos capaces de reciclar sus componentes para crear más colágeno. También, con la edad viene más estrés celular y degradación en general debido a tu tiempo de vida, lo que también reduce la capacidad de la autofagia de funcionar tan bien como solía hacerlo.

Pero en lugar de tomar esto como un hecho de vida, deberías estar motivado para estimular la autofagia en la mayor medida de lo posible.

La autofagia estimulante hace que tus fibroblastos sean más saludables y más eficientes, ayudándoles a producir más colágeno. El resultado es una piel más clara, más firme y más joven.

Después de haber pasado un tiempo en ayuno, lo primero que deberías verificar para ver el progreso de la autofagia es tu piel. Si tienes una piel clara con buen tono, entonces la autofagia ya está haciendo su trabajo. Esto es más probable no debido a una diferencia en el tono de la piel, y el peso es lo primero que las personas tienden a notar después de practicar estilos de vida que activan la autofagia.

No podrás saber con certeza si fue la autofagia u otros factores, pero si practicas los hábitos de este libro durante unos meses y notas un tono de piel mejorado, es muy probable que deberías acreditar la autofagia a la diferencia de este cambio.

Realmente deberíamos estar más interesados por los beneficios para la salud de la autofagia en lugar de los beneficios cosméticos como en la piel y el peso. Pero no hay nada de malo en apreciar estos cambios como un valor agregado.

El problema principal al enfocarse demasiado en el lado "vanidoso" de la autofagia es que puede hacer que dejes los hábitos de aumentar la autofagia una vez que tengas los resultados que deseas. Como lo hemos dejado claro a lo largo del libro, la autofagia no es algo único. Si no practicas constantemente estas técnicas, los beneficios no duraran.

No obstante, quizás la cosa que las personas más odian del envejecimiento es la disminución de la elasticidad de la piel. Esta preocupación es la razón por la cual la industria del antienvejecimiento vale billones de dólares. Cuando se trata del cuidado de la piel, la mejor cosa de la autofagia es que ya ocurre naturalmente en tu cuerpo. Aún mejor es que tienes un grado de control sobre la autofagia.

A veces, las personas están más preocupadas acerca del ayuno o la dieta para perder peso debido que les preocupan tener la piel floja después. Sin embargo, dado que el ayuno activa la autofagia y mejora la salud de tu de tu piel, la flacidez de tu piel es menos problemática cuando pierdes peso.

En comparación con las personas que solo hacen dieta, las personas que ayunan tienen menos flacidez en la piel después de la pérdida de peso. No solo su pie les sana, sino que está más tensa después del ayuno. Si tú combinas un hábito constante de ayuno con ejercicio regular, la autofagia será incluso más efectiva, y tu piel estará aún más firme que sin ejercicio.

La "cortina de piel" es el término para el exceso de piel que podrías tener después de perder peso. Si pierdes peso sin ayunar para inducir la autofagia, las cortinas de piel son una ocurrencia muy común.

Las células de la piel eventualmente mueren cuando ya no funcionan apropiadamente. Puedes lograr que tus células sanas se mantengan jóvenes por más tiempo a través de la autofagia; estas tomaran los orgánulos dañados de las células defectuosas y las reciclarán para hacer piezas nuevas.

Limpiar las células de tu piel a través de la autofagia le dará a tu piel un tono más brillante y un nuevo brillo. Cuando activas tu autofagia, estas limpiando las toxinas que dificultan el aumento de peso en ti, por lo que notarás también una pérdida de peso significativa. Asimismo, reduces la inflamación en tu cuerpo, reduciendo en gran medida el riesgo de todas las enfermedades relacionadas.

Los beneficios de la mejora de la piel y la pérdida de peso son solo los que se obtienen a corto plazo. Desde la investigación ganadora del Premio Nobel de Ohsumi sobre las implicaciones para la salud de la autofagia, a su vez, conocemos los beneficios a largo plazo de la inducción de la autofagia.

Los beneficios a largo plazo

Incluso si la autofagia o suprime tumores, sabemos con certeza que promueve la supervivencia de las células durante el estrés nutricional espontaneo e inducido. Sin embargo, esto es ampliamente aceptado que el factor curativo de la autofagia podría prevenir los casos de las enfermedades de Alzheimer, Huntington y Parkinson, además de ciertas enfermedades del corazón. Esto se debe a que la autofagia promueve la vitalidad y supervivencia celular.

Hasta los últimos años, los científicos no pensaban en la autofagia como un jugador importante en estas enfermedades. Ahora sabemos que la autofagia es un cambio radical en la progresión de la enfermedad.

La investigación ha dejado claro que la mutación o daño de los genes relacionados con la autofagia conduce a las enfermedades con la edad. Estas enfermedades incluyen cáncer, neuropatías, enfermedades cardiacas, enfermedades autoinmunes, y otras afecciones. Todavía no se sabe si la autofagia suprime tumores, pero lo importante es que, prevenimos en primer lugar los tumores con la autofagia. Hacemos esto manteniendo nuestras células limpias y sanas, permitiéndoles combatir enfermedades.

Verás, depósitos amiloides en las arterias de las personas con diabetes. En lugar de permitir que estas proteínas se acumulen y causen enfermedades, puedes limpiarlas con la autofagia.

El consenso científico es que la autofagia juega un papel fundamental en la eliminación de proteínas toxicas que conducen a enfermedades como el Alzheimer y Parkinson. La autofagia disminuye la presión arterial y mejora la autoinmune. Cuando pierdes peso, ayuda a prevenir todos los riesgos asociados con la obesidad. La autofagia es la mejor manera de incrementar tu vida vital, mejorar tu salud y lucir más joven.

La investigación de la autofagia en pacientes con cáncer sometidos a quimioterapia también ha mostrado resultados prometedores. Los científicos hicieron que un grupo de personas pasara por un ayuno mientras ellos recibían quimioterapia, mientras que el otro grupo no ayunó. El grupo que hizo ayuno tuvo menos efectos secundarios negativos de la quimioterapia Esto sugiere que la activación de la autofagia en sus células les ayudó a eliminar las toxinas que indujo la quimioterapia.

La autofagia se está convirtiendo en una forma popular de tratamiento parra personas que luchan contra el cáncer en general. Puedes encontrar varios blogs que reciben quimioterapia mientras ayunan durante siete días seguidos. En estos, escriben sobre perder menos cabello y tener menos problemas para respirar que la mayoría de las personas que reciben quimioterapia.

Esto tiene sentido porque la autofagia está eliminando las toxinas sobrantes de la quimioterapia que de otro modo causaría efectos secundarios más severos. Un estudio de mujeres que tenían cáncer de seno mostró que estas que ayunaron durante más de 13 horas al día tuvieron tasas más bajas de recurrencia del cáncer, Es realmente notable la gran diferencia que puede hacer.

Podemos usar la autofagia para nuestro beneficio. Aunque todavía estamos esperando ver el potencial farmacéutico de la investigación de autofagia, podemos evitar que las células cancerosas crezcan en primer lugar. Los alimentos ricos en nutrientes y los suplementos ricos en polifenoles aumentarán la autofagia durante nuestro ayuno.

La autofagia combate la enfermedad en dos formas. Por un lado, la macroautofagia y la autofagia mediada por chaperona capturan directamente invasores extranjeros y los descomponen en el lisosoma. Así, previenen las bacterias y enfermedades del interior de la célula. Estos evitan la acumulación de partículas desechas dentro de la célula y las descomponen para su uso.

Asimismo, la autofagia previene la necrosis o la muerte prematura de la célula debido a una enfermedad o lesión. La necrosis crea más desechos celulares que la autofagia tiene que limpiar. Si mantienes tus células sanas ahora al inducir la autofagia, será menos probable que requieran necrosis, y tu autofagia tendrá menos trabajo que hacer posteriormente.

La otra forma que la autofagia combate enfermedades es manteniendo las células sanas. Cuando las células están sanas, están en mejores condiciones para combatir la enfermedad. Las células sanas crean un sistema inmunológico más saludable, lo que permite que tu cuerpo combata infecciones de forma más efectiva. Las células sanas son más capaces de evitar que las células cancerosas crezcan, y si se convierten en célula cancerosas, es probable que pasen por la muerte celular programada (apoptosis) para salvar al resto del cuerpo.

La razón por la que envejecemos y eventualmente morimos se debe a que nuestras células pierden la habilidad de realizar sus funciones. Estas acumulan el daño durante el tiempo y debido a esto se vuelven menos efectivas en su trabajo. La autofagia lucha contra esta degradación relacionada con la edad, por lo que ayudará a que tus células sean jóvenes nuevamente.

Las células envejecen rápido cuando estas no se conservan, lo que hace que la autofagia sea la clave para el antienvejecimiento. La autofagia es la forma natural de tus células de preservarse a sí mismas; si no pones nunca a tus células bajo estrés por inanición o ayunos, estas no se conservaran en un grado significativo.

La acumulación de proteínas debido a la autofagia fallida puede conducir a la enfermedad de Parkinson. Esto sucede debido a la fuga de la membrana degradada.

La enfermedad del Alzheimer puede desarrollarse cuando el lisosoma no se une con el autofagosoma. Esto se debe a que las células cerebrales mueren cuando no pueden renovarse con la autofagia, lo que hace que el cerebro se encoja.

Un estudio en ratones mostró que las fibras musculares esqueléticas mostraban signos de degeneración debido a la falta de autofagia. Esto condujo al daño en el mitocondria y una muerte celular excesiva. Es muy bueno para tu cuerpo cuando la autofagia elimina las mitocondrias dañadas y disfuncionales. Las mitocondrias malas liberarán químicos dañinos en tus células. Si incrementas la autofagia, reducirás las mitocondrias toxicas en tu cuerpo.

Se han realizado muchas investigaciones sobre los efectos de la autofagia inducida por el ayuno en los músculos esqueléticos. Esta parte del cuerpo ha mostrado la mejoría más significativa en la autofagia después de 36 horas de ayuno. Si deseas preservar la salud de tus huesos a medida que envejeces, la autofagia es una excelente manera de hacerlo.

Un estudio en la Universidad del Sur de California encontró que el ayuno durante tres días tiene una mejora significativa en la salud de unas personas. Este estudio se realizó durante seis meses. En este participaron tanto ratones como humanos que se sometieron a quimioterapia. Los científicos descubrieron que los glóbulos blancos y otras toxinas se limpiaron de sus sistemas durante el ayuno. (Normalmente, los glóbulos blancos son buenos, pero como se trataba de personas que estaban recibiendo quimioterapia, sus glóbulos blancos estaban muertos y simplemente se volvían tóxicos).

La inflamación a largo plazo y el ADN dañado en tus células conducen a enfermedades como el cáncer, lo que significa que las células más saludables evitarán estos problemas. Los estudios muestran que los ratones de laboratorio que se sometieron a menos autofagia tenían más probabilidades de desarrollar cáncer.

La autofagia también mejorará tu salud digestiva. Las células que forman tu tracto gastrointestinal siempre están funcionando. Cuando activas la autofagia, tus células digestivas son capaces de reparase a sí mismas, librarse de los desechos y detener o activar el sistema inmunológico según sea necesario. De esta manera, la autofagia ayuda a que tu sistema inmunológico funcione de manera más eficiente. Poder reparar esta parte de tu cuerpo es fundamental para la salud de tu intestino.

Hasta que surjan más investigaciones que potencialmente encuentren una cura para el cáncer utilizando nuestra nueva comprensión de la autofagia, podemos usar este conocimiento para desbloquear todo el potencial de la autofagia en nuestros cuerpo para mantenerlos sanos. Cualquier parte de tu cuerpo que esté inflamada puede repararse induciendo la autofagia.

Dado que se ha demostrado que la autofagia es fundamental para combatir enfermedades infecciosas, estimularla es una excelente manera de estimular tu sistema inmunológico, prevenir el cáncer, y detener otras enfermedades y afecciones antes de que puedan comenzar.

La autofagia está mejor preparada para combatir enfermedades si la activas más. La principal razón de esto es la reducción de la inflamación que te traerá la autofagia. La principal forma en la que la autofagia reduce la inflamación es manteniendo la homeostasis.

Si has tenido una dieta pobre, has hecho poco ejercicio, o fumado, esto aumentará la inflamación en tu cuerpo. La inflamación conduce a muchas enfermedades y condiciones, por lo que reducirla a través de la autofagia es otro mérito de inducir la autofagia.

Tanto la inflamación crónica como el exceso de necrosis pueden provocar el cáncer y otras enfermedades. En general, tu cuerpo está en mejores condiciones para hacer su trabajo cuando hay menos inflamación. Del mismo modo, una vez que hayas ayunado y hayas seguido nuestros métodos inducidos por la autofagia durante unos meses, tu cuerpo totalmente saludable podrá obtener aún más beneficios para la salud debido a la autofagia.

Un cuerpo saludable es más capaz de mantenerse sano a sí mismo y combatir enfermedades. Si te mantienes en el curso de dejar que tu cuerpo se desintoxique naturalmente, te sentirás renovado y aún mejor, vivirás más sano y por más tiempo.

Por eso, ponemos más énfasis en la consistencia. Al principio, adquirir el hábito de activar la autofagia regularmente es más importante que el ayuno durante el mayor tiempo posible.

No establezcas metas altas para el ayuno o el ejercicio al principio: establece metas que sepas que puedes lograr y conviértelas en parte de tu rutina normal. Escribe tus objetivos. Una vez seas capaz de seguir tu plan por algunas semanas, haz tu meta más difícil. Pasa de un ayuno de 12 horas a un ayuno de 16 horas. Hablaremos más sobre cómo establecer objetivos de estilo de vida basados en la autofagia y cómo seguirlos más adelante.

La autofagia siempre ocurre en tu cuerpo en diferentes células; solo depende de lo potente que sea. El modo de conservación se refiere a las células que pasan por la autofagia de manera normal. Algunas células de tu cuerpo no tienen acceso a los alimentos, por lo que comen sus proteínas y orgánulos no utilizados para obtener energía. El modo de conservación ocurrirá si ayunas, haces ejercicios o duermes lo suficiente.

Este libro trata sobre ir más allá del modo de conservación de la autofagia. Deseas impulsar la autofagia a alta velocidad, para eliminar tantas toxinas como sea posible y mantener tu cuerpo con una salud óptima. A través del hambre o el ayuno, puedes estimular la autofagia con esta potencia. La dieta y el ejercicio llevarán a tus células ir más allá del modo de conservación, pero no tanto como el ayuno, ya que ejerce una presión significativamente mayor sobre tus células.

Más allá del modo de conservación de la autofagia está la autofagia avanzada. La autofagia avanzada mejora la función de todas tus células. Las células libres de residuos y desechos ayudan a las mitocondrias a trabajar de manera eficiente.

Capítulo 6: Elige el ayuno adecuado para ti

Hay más de una forma de ayunar, así que elige la mejor que se adapte a tu estilo de vida y hábitos. El más popular se llama ayuno intermitente.

En este ayuno, comes todos los días, pero también ayunas durante un cierto número de horas todos los días. Puedes comenzar con un ayuno de menor duración y construir uno más largo.

Cuando ayunas con agua, consumes nada más que agua durante un período de tiempo. Puedes hacer esto por 24 horas, o puedes ir más tiempo para aumentar los beneficios en tu cuerpo.

También hay otros ayunos que cubriremos, como el ayuno de 24 horas, el ayuno de días consecutivos y la imitación del ayuno. Te diré cuáles están mejor respaldados por la investigación y cómo decidir cuál seguir.

Todos ellos siguen el mismo principio: maximizar tu activación de autofagia yendo todo el tiempo que se pueda, pero no tanto como para enfermarse. El ayuno no debería enfermarlo, y si lo hace, o estás ayunando demasiado o no estás comiendo os alimentos correctos en tus días de banquete.

Cuando ayunas con agua, no necesitas consumir nada más que agua. Los ayunos de agua no permiten jugos, café, o cualquier otra bebida que contenga nutrientes que tu cuerpo tendría que procesar. Algunos entusiastas de la autofagia difunden información errónea de que los nutrientes ligeros de estas bebidas no harán la diferencia, pero si lo hacen. Se han probado los efectos de la autofagia por el ayuno absoluto; los efectos de la autofagia por consumir incluso pequeñas cantidades de nutrientes no lo son. No niegues todo el propósito de la autofagia al tratar de hacer trampa con las bebidas.

Tampoco puedes evitar el consumo de edulcorantes artificiales mientras ayunas. Incluso con edulcorantes artificiales, el nervio vago se active debido al olor a comida que desprenden los edulcorantes artificiales. La activación parasimpática de este nervio hace que se activa mTOR; cuando estas en ayunas, debes darle la espalda a esta enzima, sin siquiera estimularla con el olor a comida. Incluso, esto es cierto debido con cosas como edulcorantes artificiales que no tienen calorías.

El mismo principio se aplica a otros alimentos también. El oler tu despensa probablemente no sea una buena manera de mantenerte fiel a tu ayuno de todos modos, pero es importante tener en cuenta que hacerlo también estimularía mTOR, por lo tanto, ralentizaría la autofagia.

Las personas también cometen el error de tomar sus suplementos que aumentan la autofagia mientras están en ayunas. Debes guardarlos para tus días de ayuno. Las personas hacen esto porque piensan que no tienen suficientes nutrientes para detener la autofagia, pero esto no es cierto. La mayoría de estos suplementos detendrán la autofagia. Incluso si algunos de ellos no lo hacen, debes asegurarte de ello y esperar hasta tus días de banquete.

Muchas personas se preguntan cuánto tiempo lleva ver los efectos de la autofagia después de comenzar a ayunar. Un hecho muy alentador es que la autofagia de las células cerebrales incrementa después de un período bastante corto de ayuno de 12 horas. Eso significa que incluso cuando simplemente duermes bien después de un día de comer alimentos saludables, tu cerebro verá una buena cantidad de desintoxicación de autofagia.

El ayuno seco es un término que se utiliza en relación con la autofagia, y es lamentable. Este es un ayuno donde no consumes nada, ni siquiera agua. Estamos en contra a esto de todo corazón. Es muy importante que tomes agua todos los días. Además, si una de las ventajas de la autofagia que estás buscando es la salud de la piel, ir sin agua funcionará totalmente en contra de eso. Pasar un día sin agua puede tener serias consecuencias, así que no intentes ayunar seco.

Otro término extraño que se abrió paso en la conversación sobre la autofagia es el ayuno de proteínas. El ayuno de proteínas es cuando solo consumes proteínas, que no funcionará a favor de tu autofagia. Tú deseas consumir un nivel moderadamente bajo en proteínas para que tu cuerpo queme grasas. La grasa se quema antes que la proteína, por lo que consumir menos proteína ayuda a mantener tu autofagia lo más eficiente posible.

Es comprensible que desees comenzar con el ayuno intermitente, para empezar. Eso podría ser todo lo que deseas hacer para activar la autofagia. Sin embargo, te aconsejamos que trabajes hasta los ayunos de agua.

Uno de los primeros efectos del ayuno de agua es justo lo que esperas: pérdida de peso. Cuando no comes nada, el peso cae de tu cuerpo bastante rápido. Incluso en solo 24 horas, pasarás por todo el glucagón en tu hígado.

Una vez que te quedas sin glucagón, tu cuerpo comienza a funcionar con proteínas o grasas. En los primeros días de un ayuno de agua, perderás aproximadamente una libra por día. Dicho todo esto, para estar a salvo. No hay razón para que la mayoría de las personas ayunen con agua hasta 48 horas, por lo que probablemente esté bien con un objetivo de 24 o 36 horas.

El primer día de un ayuno de agua siempre es extremadamente difícil, pero después de pasar esta parte al principio, comienza a perder muchos de tus antojos. La pérdida de los antojos es una de las ventajas que obtienes al quedarte con un ayuno de agua. Los antojos te hacen sentir hambre cuando realmente no necesitas comida, por lo que perder estos antojos te ayudará a perder peso y, por lo tanto, a estar más saludable a largo plazo.

Debes tener cuidado con los ayunos de agua a largo plazo. Lo que sucede para algunas personas es que están satisfechas con el peso que pierden durante el ayuno, y luego simplemente vuelven a su dieta normal y estilo de vida sedentario. Ni siquiera hacen del ayuno una parte regular de sus vidas.

Si deseas ver los resultados del ayuno de agua, debes hacerlo de manera consistente. Idealmente, lo haces un par de veces a la semana, o incluso más, si tienes una razón específica para hacer que la autofagia alcance su máximo potencial.

Recuerda que cuánto comes es importante, pero aún más importante es qué tipos de alimentos que consumes. Los alimentos están destinados a proporcionarnos nutrientes; cuando no estamos comiendo alimentos ricos en nutrientes, no vas a obtener ningún beneficio real para la salud debido al ayuno.

El ayuno para activar la autofagia es algo complemente diferente de ayunar para "ponerse más delgado". Nuestro objetivo no es un peso, sino una mejor salud a largo plazo.

Asimismo, deberías estar consciente de algo más sobre el ayuno de agua a largo plazo. Este proviene de la raíz de la desintoxicación que ocurre por la autofagia.

Cuando induces la autofagia por el ayuno de agua, todas las toxinas que se almacenaron en tus grasas se liberan en tu cuerpo. Dado que estas se almacenaron en tu cuerpo durante tanto tiempo, perderlas todas a la vez puede ser una experiencia muy incómoda.

También, puedes sentirte incomodo cuando pierdes peso rápidamente, haciendo que tu piel se sienta extraña. Incluso puede hacerte sentir enfermo. Sin embargo, siempre que permanezcas dentro de tus límites y sepas que esto solo son efectos secundarios del ayuno de agua, estarás bien.

El mayor peligro del ayuno de agua es desviarse hacia el territorio del desorden alimenticio. Si temes que te guste la sensación de ayunar demasiado — si te da la sensación de que alguien podría perseguir con una droga— este es un camino peligroso por recorrer. Las personas que persiguen un subidón en ayunas continuarán ayunando consecutivamente por períodos de tiempo cada vez más largos para obtener aumentos máximos.

Deseas asegurarte de hacerlo por los motivos correctos. Si lo haces para mejorar tu salud, serás capaz de detenerlo si comienzas a sentirte legítimamente enfermo.

Incluso para un ayuno de agua, aún debes asegurarte de tener un suministro de electrolitos que tal vez no estén en el agua de tu hogar. Los electrolitos son sodio, potasio, calcio, fosfato y magnesio. Necesitas electrolitos todos los días para mantenerte saludable, por lo que aún los necesitas en tus días de ayunas. Puedes obtener los electrolitos de los suplementos, puedes comprar agua con electrolitos o puedes hacerlo en tu casa. Solo se necesita agua, limón y una pizca de sal.

Si estas decidiendo entre cuál ayuno hacer, esto depende de cuáles sean tus objetivos. Si tus objetivos son muy ambiciosos, es posible que desees hacer un esfuerzo adicional e intentar un ayuno de largo plazo. Pero si generalmente estas sano y solo quieres estar lo más saludable posible, el ayuno intermitente o el ayuno consecutivo puede estar más cerca de lo que estás buscando.

Al mismo tiempo, no tienes que limitarte a uno rápido u otro. Puede ser una buena idea hacer que el ayuno intermitente sea parte de tu rutina regular — simplemente reduciendo el período de tiempo durante el cual comes todos los días —. Puedes hacer un ayuno intermitente en tus días de banquete y hacer un ayuno de un día complete cada dos días. Si haces esto, estas combinando el ayuno intermitente con el ayuno de un día consecutivo. De la misma manera, puedes elegir pasar un día al mes para hacer un ayuno de agua de 24 horas, 48 horas o 72 horas. Hay más de una forma de ayunar, para que puedas adaptar tu ayuno a tus necesidades y preferencias.

Una razón por la que puedes elegir un cierto ayuno sobre otro es por razones sociales. Puede ser difícil convencer a tus amigos y familiares de que estas ayunando para estimular la autofagia y no solo morirte de hambre. Ciertamente, después de leer este libro, estarás muy bien informado sobre la autofagia, por lo que puedes explicárselos, pero es posible que no tengas ganas de explicarle a la gente todo el tiempo. Desde el lao social de las cosas, podría ser más fácil hacer un ayuno intermitente.

Realmente recomendamos que hagas un ayuno de agua de 24 horas al menos una vez. Las personas que lo hacen dicen que tienen una perspectiva completamente diferente de sus hábitos alimenticios después de hacerlo. El ayuno de agua hace que las personas se den cuenta de lo acostumbradas que están a llevarse comida a la boca durante todo el día; no hay mejor manera de enfrentar los antojos a los que generalmente sucumbimos.

Cuando termines tu ayuno, debes asegurarte de romper el ayuno de la manera correcta. Si introduces alimentos ricos en carbohidratos en tu cuerpo justo después del ayuno, tu cuerpo se ve obligado a introducir una oleada de insulina con el fin de digerir estos carbohidratos. La precipitación de la insulina requerirá una gran cantidad de fosfato, potasio, magnesio y vitaminas. Como acabas de pasar por un ayuno, es posible que tu cuerpo no tenga en cuenta estas vitaminas disponibles. Si de todos modos te alimentaste con carbohidratos, esto podría provocar insuficiencia cardíaca, hipertensión e incluso la muerte en los casos más extremos.

Cuando rompes un ayuno, asegúrate de no consumir una cantidad significativa de carbohidratos. Cualquiera que sea tu primera comida después de un ayuno, debe ser baja en carbohidratos en caso que los tenga.

Existen pasos específicos que debes seguir al romper un ayuno. Debes complementarse con timina y otras vitaminas B treinta minutos antes de comenzar a comer.

Asimismo, necesitas comenzar despacio. No puedes introducir muchos alimentos sólidos en tu cuerpo de inmediato. La primera comida después de un ayuno debe ser de 10 calorías por kilogramo de tu peso corporal. Bebe agua y también asegúrate de tener electrolitos como cuando estabas en ayunas.

También, debes beber un poco de jugo, pero no debe ser una marca con una tonelada de azúcar y conservantes.

En esta etapa de romper el ayuno, es mejor comer en muchos refrigerios pequeños en lugar de en algunas comidas grandes. Introduce lentamente pequeñas porciones en tu cuerpo.

Existe una tendencia constante en los estudios en humanos sobre el ayuno, y es una tendencia que se podría observar positivamente o negativamente. En casi todos los estudios en los que se pidió a los humanos que ayunaran, hubo una alta tasa de abandono del ayuno. O ellos se retiraron cerca del principio, o ayunaron por un tiempo, pero luego no siguieron el ritmo.

Esta tendencia no debería hacerte pensar que es imposible seguir ayunando. Después de todo, todavía había participantes que se quedaron con el ayuno. Pero es una señal clara de que el ayuno es difícil de hacer y difícil de seguir haciendo.

Basado en toda la investigación actualmente disponible en esta área de conocimiento de rápido crecimiento, recomendamos hacer dos tipos de ayunos simultáneamente.

El primero es el ayuno intermitente. Sigue la dieta keto en tus días libres y sigue un ayuno decente en tus días regulares. Un ayuno decente puede incluso desayunar por la mañana y luego no comer hasta el día siguiente. Una vez te acostumbras, esto comenzará a sentirse normal.

El segundo tipo de ayuno no reemplaza el ayuno intermitente, per ova con él. Además de hacer un ayuno más corto pero decentemente largo cada dos días, ayunas por más tiempo un día cada mes. A menos que realmente estés buscando ir más allá, un ayuno de 24 horas será suficiente para este día de ayuno más largo. Más importante que la duración de este ayuno es cuántas veces al mes puedes hacerlo. Para la mayoría de las personas, dos veces al mes debería brindarte toda la desintoxicación que necesitas.

Capítulo 7: Dieta y suplementos

Para empezar, queremos emitir una advertencia. Debes evitar los suplementos y medicamentos que afirman inducir la autofagia. A partir de hoy, ningún suplemento que haga tales afirmaciones es real. Los biólogos todavía están trabajando en tal medicamento, pero todavía no llegamos allí.

La gente siempre está buscando la manera más fácil de hacer las cosas. El camino difícil es simple, si no es fácil: ayuno, dieta, ejercicio y mucho sueño profundo. Cualquiera que piense que puede activar la autofagia con un medicamento sin hacer estas cosas está equivocado, al menos en este punto.

Si estás haciendo un ayuno de agua y comes algo, pierdes todos los beneficios de la autofagia estimulante. Incluso consumir 50 calorías hace que tu insulina vuelva aumentar drásticamente, desactivando la autofagia — así que asegúrate de no comer en absoluto durante estos períodos—.

Al principio será difícil, pero eres capaz de soportar la incomodidad inicial para obtener los beneficios para la salud. Para mantenerse saludable, deberías activar la autofagia en todos los órganos de tu cuerpo, incluidos los pulmones y el corazón. Pero uno de los órganos más activos en la activación de la autofagia es el hígado.

Cuando hablamos de suplementos, debes comprender que los suplementos deben ir junto con una dieta o alimentos ricos y naturales. Los suplementos no te ayudarán a largo plazo si no estás comiendo de manera saludable.

Las grasas omega-3 son un tipo de grasa saludable que todos deberían incluir en su dieta. Son vitales para la elasticidad en tus células, lo cual es un gran beneficio para la salud de tus células para la autofagia. Es común que las personas tomen suplementos para obtener grasas omega-3, pero en realidad recomendamos no hacerlo. Existe evidencia científica de que las grasas omega-3 afectan positivamente los resultados de salud cuando se consumen a través de los alimentos en nuestra dieta, y no hay evidencia de que obtener grasas omega-3 de los suplementos te brinde el mismo beneficio.

La misma idea se aplica a todos los suplementos de los que hablamos. Si no vas a obtener estos nutrientes de tu dieta normal, probablemente sea mejor obtenerlos en absoluto. Pero es mucho mejor si los obtienes de los alimentos que consumes.

Lamentablemente, dado que las granjas industriales son la Fuente de carne para la mayoría de los supermercados, las grasas omega-3 son difícil de encontrar en los supermercados modernos. Los animales que proporcionan esta carne no viven en un entorno natural. En lugar de pastar en la hierba que indirectamente te daría nutrientes al comer su carne, estos animales se alimentan con numerosos productos químicos y se les administran esteroides para aumentar su volumen.

Es cierto que puedes mejorar muchos marcadores de salud con restricción calórica, pero no es tan efectivo como el ayuno intermitente. Reducir tu consumo de calorías en un 10% puede mejorar el azúcar en la sangre, la presión arterial y el colesterol, pero esta menos respaldado por los datos que la autofagia inducida por el ayuno.

Tienes muchas opciones de cómo quieres ayunar. Puedes hacer un ayuno de 24 horas, un ayuno consecutivo, un ayuno intermitente y un ayudo de agua. Cuando ayunas con agua, consumes nada más que agua.

Si no te gustan los vegetales, deberías considerar ponerlas en una licuadora y mezclarlas con algunas frutas. (Pero no agregues demasiada fruta, ya que tienen un alto contenido en glucosa, por lo que afectan gravemente tu azúcar en la sangre).

El té verde incrementa el AMPK, la enzima que aumenta la autofagia. El té verde funciona extremadamente bien en conjunto con la cúrcuma, que activa más directamente la autofagia. Básicamente, el té verde incrementa el potencial de la autofagia, mientras que la cúrcuma lo activa. Esto no quiere decir que puedas olvidarte del ayuno y el ejercicio, confiando solo en la cúrcuma. Pero si activas la autofagia con estas prácticas y disfrutas del té verde y la cúrcuma, la autofagia será aún más efectiva.

El hongo reishi es otra cosa que debes considerar agregar a tu dieta. Este reduce el crecimiento de las células de cáncer de colon al suprimir la fosforilación de la proteína P38. Esencialmente, la proteína P38 normalmente debería ayudar al crecimiento de las células de cáncer de colon al suprimir la autofagia en las células no cancerosas, y los químicos en el hongo reishi evitan que esto suceda.

Lo bueno de los alimentos que aumentan la autofagia es que te permite abordad la autofagia desde muchos ángulos. Si los incorporas a tu dieta, activarás la autofagia a través del ayuno, incrementarás su potencia con el té verde y suprimirás el bloqueo de la autofagia con hongos reishi, solo como un ejemplo.

Una forma de ver el impulse de la autofagia es tan divertido. Puedes acercarte a la maximización de la autofagia desde varios ángulos diferentes. Si cubres tantas bases como sea posible, desbloquearás el mayor potencial posible de la autofagia. Siempre existen cosas nuevas que estamos aprendiendo sobre la autofagia — aunque este libro te brinda un resumen exhaustivo de lo que sabemos a este punto, no está demás hacer tu propia investigación cada mes para ver qué entusiastas de la autofagia y científicos han descubierto recientemente.

Este libro ha examinado todas las opiniones de los expertos de salud y métodos hasta el momento y llegó a una conclusión sobre las mejores formas de activar la autofagia, y con todo el conocimiento que te brindará, podrás ser capaz de hacer tu propia investigación con una muy informada perspectiva. No te dejarás engañar por la información falsa o consejos de dieta poco saludables.

En tus días de banquete, hay diversos alimentos que deberías comer para aprovechar al máximo el ayuno de agua. También existen suplementos disponibles.

Actualmente, puedes encontrar todo tipo de información sobre la dieta keto y los alimentos que incluye, pero el principio básico siempre es el mismo: quieres consumir más grasas saludables que carbohidratos.

El objetivo de una dieta keto es hacer que tu cuerpo entre en cetosis. La cetosis es cuando liberas una gran afluencia de cetonas, que son moléculas que queman grasa. Tu cuerpo entra en cetosis cuando no te da los carbohidratos para quemar — tiende a favorecer la quema de carbohidratos para obtener energía antes que otros productos químicos — dejándote con grasa adicional si tienes una dieta rica en carbohidratos.

El papel de la insulina es aumentar el almacenamiento de energía, pero también crea mucha grasa. Llegar a un nivel bajo de insulina no es todo lo que cuenta, sino mantenerse en un nivel bajo de insulina durante un largo período de tiempo. Esto es lo que realmente estimulará la autofagia, y la dieta keto te ayudará a llegar allí.

Al seguir la dieta keto, no solo quemará más grasa de tu cuerpo porque tienes menos carbohidratos para quemar primero, sino que tendrás un aumento en la cantidad de cetonas disponibles para quemar grasa.

La dieta keto y un estilo de vida estimulante de la autofagia no necesariamente tienen que ir de la mano. Cualquiera de ellos te hará más saludable e incrementará la autofagia por su cuenta. Dado que los carbohidratos tardan mucho en quemarse, comer muchos de ellos hace que la autofagia comience después de un ayuno mucho más tarde. Una dieta saludable te ayudará a digerir tus alimentos y activar la autofagia en 4 horas; si comes una comida con muchos carbohidratos y luego dejas de comer, tomarás aproximadamente 8 horas empezar la autofagia.

Lo que hace que la dieta keto sea tan efectiva es que obliga a las células a utilizar la autofagia para consumir las grasas buenas y sus propios orgánulos dañados junto con otros citoplasmas en vez de estar constantemente ocupados descomponiendo los carbohidratos.

Cuando comes muchos carbohidratos, tus células están demasiadas ocupadas descomponiendo los desechos celulares en tu cuerpo.

Hablemos de las diferentes etapas en las que se encuentra tu cuerpo cuando estas ayunando y siguiendo la dieta keto en tus días de banquete.

Después de 12 horas, ingresas al estado metabólico llamado cetosis. Tu cuerpo comienza a descomponerse y quemar su grasa. Parte de la grasa va al hígado para producir cuerpos cetónicos o cetonas. Las cetonas son una alternativa para la glucosa como fuente de energía para tus células.

El hecho de que tus células cerebrales usen cetonas cuando estas en ayunas es la razón por la cual las personas informan sentirse más claras en la cabeza cuando ayunan.

La cetosis también ayudará a mejorar tu estado de ánimo. Las cetonas también producen menos productos inflamatorios que la glucosa.

Después de 18 horas de ayuno, cambias al modo de quema de grasa. Ahora, estas produciendo aún más cetonas. Tu nivel de cetonas es ahora significativamente más alto de lo que normalmente sería.

Dentro de las 24 horas, tus células están haciendo un gran trabajo reciclando viejos componentes de tus desechos celulares.

A las 48 horas, estas alcanzando tu máximo potencial de cetosis. El aumento de cetonas incrementa las hormonas de crecimiento. Las hormonas de crecimiento es bueno tenerlas porque producen masa muscular magra y reducen la acumulación de tejido adiposo, lo que es especialmente bueno a medida que envejecemos.

Incluso existen investigaciones que relacionan las hormonas del crecimiento con una mayor longevidad en los mamíferos, así como con la salud cardiovascular la curación de heridas.

Dentro de las 54 horas de la cetosis, el nivel de insulina en tu cuerpo es el más bajo que ha estado hasta ahora. Tu cuerpo también es más sensible a la insulina en comparación con antes.

Bajar tu insulina tiene muchos beneficios, tanto a corto plazo como a largo plazo. La insulina baja pone un freno a las vía de señalización que usa el mTOR, que de otro modo suprimiría la autofagia. La insulina baja también reduce la inflamación.

Después de las 72 horas de cetosis, tu cuerpo descompone las células inmunes viejas y crea otras nuevas.

Si bien la dieta keto complementa elegantemente un estilo de vida que activa la autofagia, no es necesario que la cetosis se someta a la autofagia.

Debido a esto, querrás comer una dieta baja en carbohidratos, incluso si no sigues la dieta keto. Dicho esto, te recomendamos que al menos pruebes la dieta keto para que puedas ver la diferencia por ti mismo.

Al igual que la autofagia, lo primero que las personas tienden a nota res la pérdida de peso — pero van más allá de perder peso—. Puede parecer demasiado comenzar a ayunar y cambiar tu dieta al mismo tiempo, por lo que debes intentar acostumbrarte a una y decidir si deseas probar la otra.

Las personas tienden a subestimar la importancia de los nutrientes en los alimentos que comen cuando no están en ayunas. Como no estas comiendo cuando estas ayunando, esto hace que la salubridad de los alimentos que consumes en tus días sin ayuno son aún más importante.

A veces las personas pueden sentirse intimidadas por toda la información sobre nutrición que escuchan. Pero es mucho más simple de lo que la gente piensa. Lo que les falta es esta regla simple en nutrición: prestar atención a la cantidad de calorías en tus alimentos en comparación con la cantidad de nutrientes que tiene.

Si tu comida es alta en calorías pero baja en nutrientes, no debes comerla en tus días de banquete. Estos son los alimentos como waffles cubiertos de chocolate y fresas; ciertamente tienen un alto contenido de calorías, pero no favorecen tu salud.

Debes elegir alimentos como verduras, carnes ricas en proteínas con grasas buenas y algo de fruta.

En general, quieres evitar consumir muchas calorías. Cada caloría ingresa a tu cuerpo le toma tiempo para que tu cuerpo la digiera, lo que disminuirá en gran medida la cantidad de tiempo que realmente estas ayunando.

Esto no es para agregar más a la idea engañosa de que las calorías son malas. Las calorías en si son neutrales —esto son los nutrientes que contienen las calorías que importan—.

Incluso existen más alimentos que aumentan la autofagia que deberías considerar en agregar a tu dieta: pimiento de cayena, hongos medicinales, vinagre de manzana, arándanos y vegetales crucíferos como el brócoli.

Solo recuerda que los alimentos que no aumentan automáticamente la autofagia deberían ser parte de tu dieta, siempre que no contengan altos niveles de nutrientes que supriman la autofagia, como los carbohidratos. Una dieta saludable incluye una amplia variedad de alimentos. Esto permanece cierto cuando haces que la autofagia inducida por el ayuno sea parte de tu rutina habitual.

Asegúrate de no privarte de la vitamina D. Esta vitamina es necesaria para muchos de los procesos en tu cuerpo, incluida la autofagia. Si no tienes suficiente, esto obstaculizará seriamente tu desintoxicación. Hacer esto es bastante fácil —solo asegúrate de exponerte al sol todos los días —. Si tienes cuidado y usas bloqueador, puedes obtener los beneficios de la luz sin dañar tu piel. Si no puedes exponerte directamente al sol todos los días, toma un suplemento de vitamina D.

Estos alimentos no te ponen en autofagia por sí mismos, no existe comida o droga especial que haga todo el trabajo por ti. La única forma de disfrutar de todos los beneficios de la autofagia es siguiendo los consejos que te damos, pero sobre todo los fundamentos que te recordamos: buen sueño, ejercicio regular, una dieta keto (o al menos una dieta baja en carbohidratos y alta en nutrientes), y ayuno.

No obstante, a pesar de que estos alimentos no inician la autofagia por si solos, si la aumentan al agotar tus niveles de energía. Estos agotan la energía de tus células, lo que hace que sea más probable que tu ayuno induzca tu respuesta al estrés, y comerán tus desechos celulares como alimento. Como beneficio adicional, estos alimentos son especialmente Buenos para las células cerebrales.

~

Las personas que están en cetosis pueden pasar por una autofagia significativa todas las noches cuando se van a dormir. Esto se debe a que tienen muchas grasas buenas en sus sistemas.

Veamos qué es realmente la cetosis. Es un proceso metabólico que ocurre cuando tu cuerpo comienza a quemar grasa para obtener energía porque no tiene muchos carbohidratos.

Cuando esto sucede, el hígado produce químicos llamados cetonas. La dieta keto tiene como objetivo inducir la cetosis para que puedas quemar más grasa. Es obvio por qué esto se ha vuelto tan popular recientemente, porque ¿quién no quiere quemar la grasa de su cuerpo?

Si combinas una dieta keto con la autofagia, tampoco mantendrás esa piel suelta, porque la autofagia aumentará la cantidad de colágeno disponible paras células de tu piel, manteniendo tu piel más tensa y más joven.

Lo extraño de llamar a la dieta cetogénica una dieta que es realmente una que incluye todos los alimentos que deberías comer para vivir de manera saludable y cuidar de tu cuerpo. Esta no es tanto una dieta como lo qué deberías comer para mantenerte saludable.

Esto no quiere decir que no haya formas de seguir la dieta keto que no sean saludables. A pesar de que las grasas de la dieta keto son grasa buenas, aún es posible consumirlas en exceso y dañes tu intestino.

Hemos hablado sobre todas las razones por las que debes ayunas, pero al final del día, tú eliges cómo deseas activar la autofagia. Un método alternativo que puedes considerar en ayuna es simplemente seguir la dieta keto. Si permites mucho tiempo entre tus comidas cetogénica, todavía estas en ayunas intermitentes, por lo que aun obtendrás algunos de los beneficios para la salud de la autofagia al hacer esto. Una dieta keto por sí sola no optimizará la autofagia de ninguna manera, pero aún es otra opción para que tu elijas.

Cuando decimos que debes reducir la proteína que consumes en tus días de banquete, debemos ser más específicos sobre lo que queremos decir. En los días de banquete, debes limitar tu proteína a unos 20 gramos.

Muchos estadounidenses tienen dietas en las que más de la mitad de los nutrientes que consumen son carbohidratos. La dieta keto cambia esta dieta típica. En una dieta keto, no comes más de 25 gramos de carbohidratos al día. Esto hace un trabajo increíble al complementar la autofagia porque esta última ama las grasas buenas y odia el colesterol.

La sensación de hambre se atribuye más estrechamente a tu nivel de azúcar en la sangre. Cuanto más alto sea, menos hambre sentirás. Cuanto más bajo sea, menos hambre tendrás. La mejor manera de hacer que tu azúcar en la sangre se sienta alta es limitar los carbohidratos en tu dieta. Cuando comes muchos carbohidratos, estas obligado a tu cuerpo a procesar muchos nutrientes que en realidad no aumentan tu azúcar en la sangre.

Un químico que se encuentra en las uvas llamado resveratrol puede estimulas la AMPK y, por lo tanto, inducir la autofagia.

Cuando te pones a la dieta keto, lo que realmente estas tratando de hacer es ponerte en cetosis para quemar las células grasas.

La grasa es una fuente importante de energía que puede absorber vitaminas y minerales. La necesitamos para crear membranas celulares y las cubiertas que rodean los nervios. También necesitamos grasa para el movimiento muscular, coagulación de la sangre y la reducción de la inflamación.

Sin embargo, cuando se trata de tu salud a largo plazo, algunas grasas son mejores que otras. Las grasas buenas incluyen grasas poliinsaturadas y grasas monoinsaturadas. Las grasas absolutamente malas son las grasas trans que no ocurren naturalmente y ahora están prohibidas en los Estados Unidos.

Las grasas saturadas se encuentran entre buenas y malas. Las grasas buenas provienen principalmente de vegetales, nueces, semillas y pescado. Los médicos recomiendan que obtengas alrededor 30 porciento de tus calorías de las grasa buenas.

Resulta que la grasa no es la única cosa que está causando la epidemia de obesidad. Ganar peso es principalmente el resultado de consumir muchas calorías y luego no quemarlas.

Principalmente obtienes grasas omega-3 del pescado graso como la trucha, el salmón, la caballa y el bagre. También, puedes obtenerlo de la linaza y las nueces. La asociación "American Heart" recomienda que comamos dos porciones de pescado graso cada semana.

Las grasas trans son prominentes en los alimentos de la dieta típica estadounidense, como productos horneados, alimentos fritos, glaseado, galletas saladas, galletas, bocadillos envasados, margarina y palomitas de maíz para microondas. Las pautas dietéticas de los EE.UU. recomiendan que mantengas tu consumo de grasas trans en menos de 2 gramos por día. Las grasas trans no tienen valor nutricional del cual hablar. No obstante, eliminar las grasas trans de tu dieta no es suficiente para estar saludable. Necesitas mantener un régimen de ejercicio y comer otros alimentos nutricionales mientras comes grasas saludables.

Las grasas monoinsaturadas y polinsaturadas son esenciales para destapar las arterias, por lo que debes asegurarte de que entren a tu dieta.

Las grasas saturadas están en el medio debido a que deseas mantenerlas en aproximadamente en un 10% de tus calorías totales todos los días, o menos si es posible. Las grasas saturadas y las grasas trans aumentan el colesterol, obstruyen las arterias e incrementan el riesgo de enfermedades cardiacas cuando generan demasiadas calorías.

Las personas en los países mediterráneos tienden a consumir muchas grasas insaturadas en forma de aceite de oliva. Sus bajos niveles de enfermedades cardiacas generalmente se le atribuyen a estas grasas insaturadas.

Las grasas poliinsaturadas se encuentran primordialmente en los aceites vegetales y ayudan a reducir los niveles de colesterol en la sangre. En donde puedas sustituir las grasas saturadas con grasas poliinsaturadas, sustitúyalas. Las grasas omega-3 son un tipo de grasa poliinsaturada.

Recuerda que reducir tu consumo de grasas no reduce tu riesgo de cáncer directamente. Pero te hará perder peso, lo que a su vez disminuirá tu riesgo de cáncer.

El riesgo de cáncer es algo que la estadística de las mujeres menopaúsicas con sobrepeso, en particular, deberían tener en cuenta. Si perteneces a este grupo, deberías seguir las instrucciones de este libro para ayudarte a perder peso y reducir en gran medida este riesgo.

Las grasas poliinsaturadas son particularmente importantes porque son esenciales para tu cuerpo y tu cuerpo no puede producirlas por sí solo.

La grasa saturada es mala porque aumenta el colesterol total. Esto hace que se formen bloqueos en las arterias que conducen al corazón y a otras partes de tu cuerpo.

La estructura química de las grasas es una cadena de átomos de carbono unidos a átomos de hidrogeno. Las grasas insaturadas más saludables se unen a menos hidrógenos, mientras que las grasas saturadas no saludables se unen a más hidrógenos.

Cerraremos el capítulo hablando de algunos de los alimentos que deberías introducir a tu dieta que te ayudarán a activar la autofagia o aumentar sus efectos.

El té verde es la cosa más fácil que puedes consumir que aumentará la autofagia. El ingrediente activo del té verde que hace esto es EGCG. Este químico se dirige a la autofagia, específicamente en el hígado. La salud de tu hígado es crucial para tu salud general, por lo que disfrutar de una taza o dos de té verde todos los días solo mejorará tu salud.

El jengibre es otro alimento que aumenta la autofagia. Este contiene una sustancia química llamada 6-shogaol que evita que las células en los pulmones crezcan demasiado rápido, lo cual es un gran beneficio si estas tratando de prevenir el cáncer de pulmón. Esto regulará el proceso de autofagia para que tus células puedan limpiar los agentes causantes de cáncer que ya están presentes en tus pulmones.

La cafeína reduce el riesgo de enfermedades degenerativas, que es uno de nuestros objetivos para activar la autofagia.

El aceite de oliva también ayudará a inducir la autofagia, pero ten cuidado con la marca que obtienes. Muchas marcas de aceite de olive no son auténticas —asegúrate de obtener el real—.

El aceite de CBD es uno de los cannabinoides activos que se encuentran en la planta de cannabis. A diferencia del otro cannabinoide activo, el THC, el CBD no es un psicoactivo, por lo que no te droga. Pero se puede usar para ayudar a muchas enfermedades al reducir la inflamación. La investigación ha encontrado que el CBD mejora las vías de autofagia en el cerebro.

Los científicos dicen que más de la mitad de las personas están en riesgo de deficiencia de vitamina D. Todos los tejidos en tu cuerpo tienen receptores de vitamina D. Si no obtienes suficiente, puedes tener graves consecuencias físicas y psicológicas. La vitamina D se puede encontrar en muchos alimentos, o puedes obtenerla de la luz solar.

Capítulo 8: Datos útiles sobre la autofagia

Este capítulo trata sobre darte toda la información que posiblemente necesites sobre la autofagia y cómo aumentarla en tu cuerpo. Estos hechos deben ser útiles e interesantes, así que échales un vistazo a ellos y ve si puedes encontrar algo que te ayude.

El índice de glucosa- cetona

Deberías conocer también una medida cuantitativa que te puede decir si estás pasando por la autofagia. Ningún método es completamente exacto, pero este es el mejor que puedes obtener, y puedes hacerlo en casa con un medidor de azúcar en la sangre. Tendrás que pincharte el dedo para hacer esto — pero si realmente quieres tener la idea más precisa posible de tu nivel de autofagia— así es como lo harás. Hemos discutido las formas cualitativas para saber si estás pasando por la autofagia, pero también vale la pena discutir las cuantitativas.

Para empezar, para obtener una buena medición de tu autofagia utilizando el índice de glucosa-cetona, debes estar en ayunas en el momento que lo utilizas para tomar la prueba de azúcar en la sangre. Esto puede parecer obvio, pero solo asegúrate de tener al menos 12 horas de ayuno cuando realices esta prueba. De lo contrario, no obtendrás un resultado preciso. Si no estás ayunando, tu cuerpo tiene glucosa en este momento, por lo que la prueba no medirá tu autofagia en absoluto.

Esta medida cuantitativa de la autofagia utiliza la fórmula del índice de glucosa-cetona. Un medidor de azúcar en la sangre te indicará tu nivel de glucosa y tu nivel de cetonas en la sangre. La fórmula es la siguiente: se toma la glucosa de la sangre y se divide entre las cetonas de la sangre; antes de dividir por cetonas, divide la glucosa por 18. (Sin embargo, solo divide la glucosa por 18 si tu dispositivo mide tu glucosa en mmol / L. Si ya mide glucosa en mg /dL, puedes dejar el número tal como está). Tomas el número de glucosa / cetonas y lo divides por 3.4. Esto te indicará tu índice de glucosa-cetona.

Vamos a hablar sobre lo que significa este número.

Si tu índice está por debajo de 3, eso significa que tienes un nivel muy alto de cetosis. No deseas que tu número sea tan bajo. Este valor puede ser indicador de epilepsia o cáncer.

Si tu índice está entre 3 y 6, esto es un signo de obesidad, diabetes tipo 2 o resistencia a la insulina. Tampoco quieres este valor como índice.

Un índice entre 6 y 9 es un signo de salud óptima. Si tu índice está entre estos números, estás en una buena posición para perder o mantener eso. Cuando pasas por la autofagia, deseas obtener un índice entre 6 y 9. Si superas los 9, no hay cetosis y no estas experimentando una autofagia significativa.

Recuerda que aunque esta es la medida más cuantitativa que puedes obtener, no es absolutamente precisa.

Si vas un poco por debajo de 6, esto no es un indicador definitivo de que estás al borde del aumento de peso. Del mismo modo, si estas entre 6 y 9, esto no es el último indicador de salud. Deberías usar otros signos de salud y continuar consultando a tu médico. Escucha lo que tienen que decir sobre el estado de tu salud, no confíes solo en el índice de cetona-glucosa. Esto es solo una forma bastante precisa de medir el alcance de tu autofagia.

La razón por la cual este índice no siempre es totalmente confiable es porque tus niveles de azúcar en la sangre están influenciados por muchos factores diferentes, y es casi imposible determinar si bajan debido a la autofagia. Si estas en algún lugar entre 3 y 9 en el índice, probablemente estés bien. Esta medida se usa mejor junto con medidas cualitativas como la pérdida de peso, la salud de la piel y simplemente cómo te sientes. El último puede parecer poco científico, pero deberías sentirte significativamente más saludable después de equilibrar tu autofagia con un estilo de vida saludable durante un período prolongado. Ese sentimiento será increíblemente satisfactorio, por lo que, sigue manteniendo un seguimiento de tu autofagia para que, de otras formas, no pierdas de vista tu nueva felicidad.

Cuándo deberías comer

No solo te centres en cuánto comes, sino también en las horas que comes.

Tu cuerpo puede procesar mejor los alimentos en los períodos más tempranos del día. Cuando comiences a ayunar y a cambiar tu dieta, debes comenzar a obtener los nutrientes más importantes temprano en el día y luego comer menos durante el día.

Prueba el ayuno de agua

Recomendamos encarecidamente que intentes hacer un ayuno de agua largo donde establezcas tu objetivo decentemente alto, para que puedas ver de lo que eres capaz. Si crees que puedes soportarlo sanamente, primero intenta apuntar a un ayuno de agua de 24 horas. Esto significa no consumir calorías durante 24 horas.

Después de ayunar durante 24 horas, te darás cuenta de cuán limpio se siente tu cuerpo. También tendrás una mente más clara.

Errores comunes

Existen muchos errores comunes que la gente comete al estimular la autofagia, así que repasemos para que puedas estar preparado y evitarlos.

Uno es que no estés ayunando lo suficiente. Si solo ayunas durante 16 horas, en realidad solo ayunas durante 12 horas, ya que tu cuerpo tarda 4 horas en digerir tu última comida. Cuando todavía estas digiriendo alimentos, no estás pasando por la autofagia, porque todavía hay alimentos en tu cuerpo. Tus células no están experimentando el estrés que se requiere para iniciar la autofagia.

Si dejas de comer al mediodía y no vuelves a comer hasta la medianoche, solo ayunarás durante 8 horas. La autofagia ocurrirá más de lo que sucede durante este período de tiempo que cuando hay solo unas pocas horas entre las comidas, pero a este nivel de autofagia se reduce en comparación con la desintoxicación que obtendrás de un verdadero ayuno de 16 horas.

Otro error común es tomar café. El café contiene grasas que las células comerán para obtener nutrientes; si tu cuerpo está procesando las grasas del café, no estás experimentando ninguna autofagia significativa.

Asimismo, otro error común es subestimar la importancia de una buena noche de sueño. Es mejor acostarse más temprano después de un día de ayuno, la mayor parte de tu autofagia ocurrirá cuando estés durmiendo profundamente, y acostarse temprano te ayudará a pasar más tiempo descansando en un sueño profundo. Puedes pensar que el sueño es secundario cuando se trata de la autofagia, pero es el complemento de la activación de la autofagia lo que hace posible todos los efectos positivos. Asegúrate de priorizar estas primeras horas de sueño para aprovechar al máximo la autofagia de tu ayuno.

La mayor parte de la autofagia ocurre cuando estás dormido, por lo que es mejor acostarse con el estómago vacío. Esta es otra forma de aprovechar al máximo la desintoxicación natural que realizarán tus células mientras estés inconsciente.

La melatonina de tu cerebro es necesaria para activar la autofagia de tus neuronas. Lo diremos una vez más: realmente importa que duermas lo suficiente. En el mundo actual, parte de dormir bien por la noche es evitar las luces azules. Esto puede parecer imposible, pero si intentas mantenerte alejado de las pantallas una vez oscurece, notarás una mejora considerable en tu sueño. Incluso puedes usar anteojos que bloqueen las luces azules y ajustar la configuración de la pantalla en tus dispositivos para reducir las luces blancas y azules.

Consistencia

Sé que hemos completado con este punto, pero es muy importante: la consistencia es crítica para la efectividad de la autofagia. Quizás el error más común que comenten las personas al estimular la autofagia es no hacerlo con la frecuencia suficiente. Estos piensan que hacer un ayuno largo al año será suficiente, pero esto está mal.

Es mejor que hagas un ayuno más corto cada mes que un ayuno de 48 horas al año. Desintoxicar el cuerpo es un proyecto a largo plazo. No puedes esperar a hacer todo una vez al año y terminar.

No quieres ser un perfeccionista sobre la autofagia. Si pierdes tus hábitos durante unos meses, siempre puedes comenzar de nuevo. La próxima vez, comienza más despacio.

Haz tu primer objetivo realmente fácil. No te permitas comer después de la cena —digamos, no te permitas comer después de las 7 p.m. —. Si llegas hasta las 7 de la mañana del día siguiente sin comer, ya habrás hecho un ayuno de 12 horas. Esto puede que no parecer mucho, pero te ayuda a darte cuenta de que ayunar más tiempo es simplemente añadir más horas a estas 12 horas.

A este punto, continúas aumentando la duración de tus ayunos en un par de horas a la vez. Ir de 12 a 15, a 18, y así sucesivamente.

Tampoco importa a qué hora elijas ayunar. Puedes saltarte el desayuno y el almuerzo y guardar tu comida para la cena. Puedes comer solo en la mañana. En este libro, recomendamos el ayuno intermitente, en el que ayunas durante algún período cada dos días y comes normalmente los otros días. Esto se debe a que te ayuda a recordar la importancia de equilibrar la introducción de nutrientes en tu cuerpo para estimular el crecimiento celular en tus días de banquete y la importancia de desintoxicar tus células a través de la autofagia en tus días de ayuno.

Algunas fuentes afirman que ayunar durante más de 12 horas es innecesario, pero esto no se confirma en la investigación. El estudio más relevante mostró que las personas que ayunaron durante 24 horas tenían 3 veces más autofagosomas en sus células, las personas que ayunaron durante 36 horas tuvieron un 20% de autofagosomas. Esto sugiere que el mayor salto en la autofagia ocurre después de aproximadamente 24 horas de ayuno, y 12 horas de ayuno no te llevarán allí.

No tomes el hecho de que la autofagia deja de aumentar después de las 24 horas, lo que significa que no hay razón para ayunar más de 24 horas. De hecho, 24 horas es un tiempo efectivo para un ayuno, y si te detienes allí, hiciste un bien para tu cuerpo. Pero si permaneces allí por más tiempo, incluso si tus autofagosomas dejan de aumentar tan dramáticamente, tu cuerpo continuará en autofagia avanzada y desintoxicará más tus células.

Habiendo dicho esto, la forma en que ayunas depende en gran medida de tu propio perfil de salud. Por eso es tan importante que hables con tu médico sobre el ayuno si tienes algún problema de salud. Con esto en mente, debes esforzarte por ayunar más si es posible, ya que te permitirá aprovechar al máximo la autofagia.

No querrás comenzar con largos períodos de ayuno de inmediato, porque tu cuerpo tiene que adaptarse al patrón de alimentación. Al principio, estarás acostumbrado a que comas varias veces al día. Intentar inmediatamente con un ayuno de 48 horas puede parecer atractivo al comienzo, pero es poco probable que tu cuerpo lo acepte porque es demasiado nuevo. Te agotarás si no te das un tiempo para acostumbrarte.

A medida que tu cuerpo se adapta, este se acostumbrará a largos períodos de tiempo sin alimentos. En definitiva, esto será mejor para tu cuerpo. Sigue con el ayuno durante los períodos incomodos y sentirás los resultados.

Comienza con metas simples. Empieza con un objetivo realista: deseas ayunar durante 12 horas al día siguiente. Todo esto toma, desayunar a las 7 a.m. y luego esperar para comer hasta la cena a las 7 p.m. Incluso puedes hacer un objetivo más pequeño si lo deseas. No importa cuán intensos sean tus ayunos al principio; lo importante es acostumbrarte al ayuno y convertirlo en una parte normal de tu vida.

No descuides el ejercicio

Las personas también piensan que el ejercicio no es tan importante cuando están ayunando. Por el contrario, el ejercicio es una de las mejores formas de desencadenar la autofagia. Cualquiera sea tu nivel de condición física, debes incorporar el ejercicio en tus días de ayuno.

Principalmente hemos hablado de estudios sobre los efectos de ayuno en la autofagia, pero también hay mucha investigación sobre el ejercicio y la autofagia. Cuando los ratones en un laboratorio fueron sometidos a un régimen de entrenamiento en el que corrieron mucho, los científicos descubrieron que habían aumentado el número de autofagosomas como resultado. Esto los llevó a creer que entrenar en cardio es una buena forma de activar la autofagia.

A veces, consuma menos proteína

Dado que la autofagia recicla la proteína que ya está en tu cuerpo, es bueno reducir tu consumo de proteínas de vez en cuando. Pero aún deseas niveles normales de proteína en otros momentos para que tus células puedan crecer de manera saludable.

Sin embargo, ten esto en cuenta: para muchas personas, su idea del consumo de proteínas "normal" es demasiado alto. Una manera fácil de averiguar cuánta proteína debes comer es multiplicando tu peso por 0,8. El resultado está en gramos de proteína. ¡Fácil!

Existe otra nota útil aparte que deberías tener en cuenta. No solo las personas tienden a pensar que necesitan más proteínas de a que son realmente saludables para ellos, sino que tienden a obtenerlas de las carnes procesadas que compran en el mercado. Sabemos cuán costosas e inaccesibles pueden ser las carnes alimentadas con pasto, pero en general, sería mejor para tu cuerpo si mantuvieras estas carnes fuera de tu sistema.

Se ha sugerido que dos de conservación utilizados en estas carnes causan cáncer incluso más que fumar en algunos estudios. Estos pocos estudios no prueban nada, pero el consenso entre los nutricionistas es que debes evitar comer mucha carne roja de todos modos. Probablemente es mejor prevenir que lamentar.

El metabolismo de proteínas funciona muy bien en conjunto con el ayuno. Te permite pasar tus días de banquete comiendo alimentos ricos en nutrientes que aumentan la autofagia, y tus días de ayuno activando la autofagia al estresar tus células. Las proporciones de proteína más bajas de lo habitual facilitarán que tus células pasen por su desintoxicación.

Metabolismo de proteínas

Otra estrategia para probar se llama metabolismo de proteínas. Lo que haces aquí es cambiar entre períodos de bajo consumo de proteínas y el consumo normal de proteínas. Quieres períodos de consumo normal porque la proteína es esencial para la salud de tu cuerpo, pero también deseas períodos de poca proteína, por lo que activa la autofagia y recicla la proteína que ya tienes. Verás, si tiendes a consumir grandes cantidades de proteínas todos los días, simplemente estas agregando más desechos para que tus células se limpien, lo que dificulta en gran medida tus esfuerzos para estimular la autofagia. La autofagia seguirá ocurriendo cuando ayunas, pero será menos efectiva porque está ocupada reciclando todas las proteínas en tu dieta. El metabolismo de proteínas previene este problema al disminuir tu consumo general, especialmente durante los días en que ayunas.

Los mismos principios que se aplican al ayuno se aplican en el metabolismo proteico. No querrás pasar largos períodos con poca proteína. Si se te priva demasiado de proteínas porque las proteínas son, de hecho, esenciales para el bienestar de tu cuerpo. Sin embargo, aún deseas pasar por períodos de baja proteína, por lo que tu cuerpo activa la autofagia sin tener que lidiar con exceso de proteína. Como generalmente recomendamos el ayuno intermitente en este libro, te sugerimos que consumas una cantidad normal de proteína cada dos días de banquete y cantidades bajas de proteína en los otros días de banquete.

Diversifica tus métodos de activación de la autofagia

Si no activas la autofagia, tus células se quedan atrás debido al peso muerto de sus orgánulos dañados, proteínas descartadas y otras proteínas que ya no les ayudan a realizar sus funciones. Estas harán cierta cantidad de autofagia por si solos, pero sin que los estreses durante largos períodos, se quedarán atrapados con estas partículas (medias comidas) y orgánulos sin ponerlos en uso. Estos pesos muertos en tus células se vuelven tóxicos si permanecen el tiempo suficiente.

Cuando hablamos de desintoxicar nuestros cuerpos a través de la autofagia, no solo estamos hablando de eliminar las toxinas que ingresan a las células desde el exterior, sino que la autofagia también cuidará de estas. También, estamos hablando de las partículas no utilizadas que alguna vez fueron parte de tus células. Cuando permanecen en las células de tu citoplasma durante el tiempo suficiente sin desempeñar ningún papel en la célula, reducen la eficiencia de la célula. Estas son en parte la causa de los efectos del envejecimiento. Cuando esto sucede en billones de células en todo el cuerpo, esto significa que tu cuerpo, en general, es menos capaz de funcionar de la manera correcta.

Dado que tus células forman cada parte de tu cuerpo, nuestro objetivo es mejorar tu salud comenzando con estos complementos microscópicos.

La mejor manera de estimular la autofagia y maximizarla cuando ocurre es abordándola por desde diversos ángulos diferentes.

Debes seguir una dieta especial para mejorar la autofagia durante tus días de banquete, seguir estrictamente tus días de ayuno, dormir al menos ocho horas (cuando la mayor parte de la autofagia ocurrirá) y hacer ejercicio regularmente para inducir el estrés en tus células.

Aunque necesitas abordar la autofagia desde todos estos ángulos, todavía tienes muchas opciones. Tu ejercicio, dieta y ayuno deben ajustarse a tus necesidades y preferencias. Esto asegura que serás capas de activar la autofagia de manera consistente sin problemas.

Si estableces tus metas demasiado altas y muy prontas. Te agotarás y te rendirás por complete. Tienes que empezar despacio y aumentar tus objetivos como puedas.

Repasemos tus diferentes opciones para que puedas decidir qué es lo que más te conviene.

Cuando comienzas hacer tu plan de ataque para activar la autofagia, necesitas tener algo en mente. Un cambio de estilo de vida no será suficiente para activar la autofagia. Si ayunas cada dos días pero comes un montón de bocadillos y carbohidratos cuando no estás en ayunas, es mejor que no ayunes. No vas a inducir una autofagia real porque a tu cuerpo le toma mucho tiempo digerir estos tipos de alimentos.

La autofagia no empieza hasta que tu cuerpo haya terminado de digerir tu comida. Esto significa que incluso si sigues la dieta keto en tus días sin ayuno, tu ayuno no comenzará realmente hasta cuatro horas después que termines de comer. Cuando comes alimentos que no forman parte de la dieta keto, esto toma aún más tiempo.

El ayuno en sí hace que la autofagia sea simple porque todo lo que tienes que hacer es consumir cero calorías en tus días de ayuno. Sin embargo, todavía esto requiere que vivas saludablemente fuera de tu ayuno.

Intentaré no repetir esto mucho, pero es importante: además del ayuno, duerme ocho horas de calidad todas las noches, haz ejercicio regularmente, idealmente 20-30 minutos al día. Estos son realmente solo realmente tan simples como el ayuno, así que asegúrate de hacerlos, y tu autofagia inducida por el ayuno limpiará tu cuerpo a fondo. En el próximo capítulo, aprenderás más sobre la importancia del sueño y el ejercicio en la autofagia.

La enzima mTOR es responsable del crecimiento celular. El crecimiento celular es una parte vital de nuestro sistema, pero demasiado crecimiento conduce a un desperdicio celular excesivo.

Cuando mTOR está inactivo, la autofagia está activa. Debes comprender que mTOR no es absolutamente malo y que la autofagia no es absolutamente mala. Idealmente, alternas entre días de seguir una dieta que aumenta la autofagia baja en carbohidratos y los días de ayuno para activar la autofagia. Durante la autofagia, tu cuerpo eliminará toxinas, cuando comes y activas la enzima mTOR, creces nuevas células. Este es el perfecto equilibrio al que debes aspirar.

El ayuno es la forma más efectiva que conocemos para inducir la autofagia. Cuando ayunamos, nuestra insulina disminuye, lo que aumenta la hormona glucagón.

El glucagón es lo que finalmente activa la autofagia. Esto nos hace obtener nutrientes al limpiar las partes viejas para hacer otras nuevas. Las células de nuestros cuerpos tienen que limpiar el espacio para las nuevas células antes de que hayan hecho otras nuevas, y también estos nuevos materiales a partir de la descomposición de los desechos celulares para formar nuevas partes.

Por otro lado, lo que más detiene la autofagia es comer. A medida que incrementa la glucosa, tu glucagón disminuye, haciendo que la autofagia se detenga. Incluso comer una pequeña cantidad de comida detiene la autofagia por completo. Es por eso que ciertas dietas pueden aumentar la autofagia cuando ocurre, pero no activarán la autofagia por sí mismas.

Como te digo a lo largo del libro, debes encontrar un equilibrio saludable en tu ciclo entre comer alimentos ricos en nutrientes y ayunar para activar la autofagia. Si te enfocas demasiado en la autofagia, las toxinas que tus células descompusieron se irán sin el uso y se convertirán en desechos. Si te enfocas demasiado en la dieta, rara vez pasarás por la autofagia, y cuando lo hagas, será por cortos períodos de tiempo. Si realmente deseas desintoxicar tu cuerpo, debes poner tu cuerpo en autofagia durante un período de tiempo significativo.

Alternar entre períodos de comer alimentos saludables para construir nuevas células y períodos de ayuno para limpiar las células existentes con la autofagia es la clave para vivir una vida larga y saludable.

Puedes incrementar tu tasa metabólica celular simplemente comiendo menos, lo que conduce a un menor desgaste de tus células por el proceso del metabolismo. Necesitas darle a tu cuerpo alimentos para producir nuevas células, pero puedes limitar la cantidad de calorías que ingieres mientras haces esto y disminuir el daño general causado a tus células.

El equilibrio entre una dieta saludable y la autofagia inducida no solo significa que necesitas balancear una buena comida con un ayuno efectivo. Asimismo, deberías tomar en cuenta de cómo estas dos cosas se complementan entre sí. Si ayunas constantemente y obligues a tus células a descomponer las toxinas, estas tienen partes más simples para construir orgánulos. Si comes sano en tus días de banquete, la enzima mTOR hará que tus células produzcan algo de estas partes a través del anabolismo.

Esta parte del equilibrio, estoy seguro de que ya la entiendes. No obstante, hablemos sobre cómo mTOR y AMPK se complementan entre sí. Si tus células producen partes más saludables a través del anabolismo como resultado de mTOR, tus células más saludables serán más efectivas la próxima vez que se sometan a la autofagia. Este es el hermoso ciclo que deberías recordarte: mTOR no es una enzima mala y AMPK no es una enzima buena. Cuando dejas que ambas desempeñen sus roles en toda su extensión, eso es lo que te dará el mayor beneficio para la salud.

A estas alturas, probablemente hayas tenido esta idea, pero lo diré explícitamente: activar la autofagia en toda su extensión requiere muchos cambios en el estilo de vida. No hay una pastilla mágica de la que puedas obtener los mismos beneficios para la salud.

Para obtener todos los beneficios, debes ayunar constantemente y vivir una vida saludable fuera de tu ayuno.

Los beneficios de la autofagia sobre la restricción calórica

La investigación sobre la restricción de calorías solo está parcializada. Algunos estudios sugieren que mejora la salud humana y la esperanza de vida, y otros sugieren que no lo hace. Aunque es interesante notar que los estudios que no respaldaron que la restricción calórica aumenta la esperanza de vida, esto si apoyó la hipótesis que la restricción calórica reduce el envejecimiento. Tanto la autofagia como la restricción calórica se centran en el efecto de los procesos celulares en tu salud general que ocurre debajo de la superficie.

En principio, la restricción calórica tiene sentido. Esta sigue los hechos que sabemos sobre biología. El metabolismo degrada lentamente tus células, por lo que la restricción calórica disminuye el daño de tus células. Esto los mantiene viviendo más tiempo. De esta manera,

La buena noticia es que obtendrás los beneficios de la autofagia sin pensar sobre la restricción calórica simplemente por medio del ayuno. Si la restricción calórica incrementa realmente la esperanza de vida y la salud, también obtendrás estos beneficios.

Cardio vs. Entrenamiento de resistencia

Si bien el estudio de la autofagia en ratones que hicieron cardio mostró un aumento de autofagosomas, sabemos por otra investigación que el entrenamiento de fuerza y la resistencia son el mejor tipo de ejercicio para estimular la autofagia. De hecho, desarrollar músculo es la mejor manera de activar la autofagia a través del ejercicio. Este es posiblemente el Segundo método más efectivo, justo detrás del ayuno.

El entrenamiento de resistencia mejora la resistencia de las células musculares, poniéndolas en tensión y dándoles un mayor requerimiento de alimentos. Estas cumplen este requisito aprovechando sus reservas de exceso de proteínas y orgánulos muertos.

La autofagia protege tus músculos y ayuda a prevenir la perdida muscular relacionada con la edad. Al mismo tiempo, tener más masa muscular te hace más saludable en general, lo que mejorará aún más la efectividad de tu autofagia.

Algunos estudios sugieren que incluso un poco de entrenamiento de resistencia va más allá de la autofagia que en vez de mucho ayuno. Incluso si esto es verdad, ciertamente, ¿por qué no obtener lo mejor de ambos mundos? Aumentar la autofagia manteniéndote activo y ayunando rutinariamente.

Todos aman esa sensación refrescante después de hacer ejercicio. Este sentimiento proviene de la autofagia; estas son tus células musculares que se reparan a sí mismas después de hacer desgarros microscópicos en tus tejidos durante tu entrenamiento.

El estrés agudo a corto plazo inducido por el entrenamiento de resistencia como el levantamiento de pesas es la mejor manera de inducir la autofagia. Deberías apuntar a este tipo de ejercicio al menos de 20 a 30 minutos todos los días si deseas optimizar tu salud.

Tener el hábito de hacer ejercicio no es diferente de tener el hábito de comer. No puedes ser un perfeccionista al respecto. Si tu objetivo inicial es hacer ejercicio dos veces por semana y no lo logras, no te rindas. Escribe el objetivo nuevamente y vuelve a intentarlo.

Citas textuales de la autofagia

"La mayoría de los alimentos e ingredientes procesados son bajos en proteínas, altos en carbohidratos, altos en grasas y diseñados para aumentar la palatabilidad. Están diseñados literalmente por científicos para hacerte comer en exceso porque no estas obteniendo suficiente proteína para la saciedad, sin micronutrientes y demasiados azucares sobreestimulantes y otros ingredientes que te hacen perder la cordura". Siim Land, *Autofagia Metabólica: Practica el Ayuno Intermitente y Entrenamiento de Resistencia para Desarrollar Músculo y Promover la Longevidad.*

"El ayuno es más ancestralmente apropiado. Es lo que hicimos en una época en que los humanos generalmente eran más saludables. Comimos cuando salió el sol y nos detuvimos cuando se puso". -thehartofhealth.com

"La vida es un estado de equilibrio entre la síntesis y la degradación de las proteínas". -Yoshinori Ohsumi

"Solo soy un biólogo celular básico que ha trabajado con levadura durante casi 40 años. Me gustaría aprovechar esta oportunidad para señalar mi agradecimiento por las muchas lecciones y los maravillosos regalos de la levadura —tal vez mi favorito de todos es el sake y el licor—". - Yoshinori Ohsumi

"La restricción calórica desencadena la autofagia, un proceso de reciclaje celular en el que tu cuerpo elimina las células dañadas o muertas". -thehartofhealth.com

"El ayuno intermitente definitivamente y masivamente incrementa la autofagia, y gracias a nuestra historia de hombre de las cavernas, prosperó. En tiempos de poca comida, los lisosomas corrían alrededor del cuerpo en busca de células dañadas, células previamente enfermas y células que no estaban haciendo mucho. Estas las cortarían en pedazos —en sus partes más pequeñas— y las quemaría para obtener energía o los usaría para reparar otras áreas. En pocas palabras, realizaría milagros sin ninguna ayuda externa". Robert Skinner

"Manos, labios y dientes, y habías olvidado — no, nunca habías conocido— esta forma de conocer a alguien, esta disolución del yo, esta autofagia". Alaya Dawn Johnson

Capítulo 9: ¿Cómo estar seguro mientras maximizas la autofagia?

Como hemos enfatizado a lo largo del libro, la estimulación de la autofagia no requiere que te mueras de hambre. Existe una gran diferencia entre el hambre y el ayuno.

En el nivel celular, tu deseas "matar de hambre" a tus células, para que entren en el modo de autofagia. Pero si no estás comiendo los alimentos correctos cuando no estás en ayunas, puedes enfermarte cuando estés en ayunas. La activación de la autofagia limpiará tu cuerpo y te hará más saludable.

Si no te sientes más saludable, comienza con ayunos más cortos y aumenta a más largos. El arte de la autofagia consiste en encontrar un equilibrio entre los períodos de alimentación y el ayuno.

Exagerar con la autofagia conducirá a la perdida muscular ya que descompone el tejido, pero puedes evitar esto prestando atención a tu propio cuerpo y asegurándote de que nunca llegues a tener un nivel bajo de peso no sano.

Cuando te cuente los consejos generales sobre la autofagia, no pierdas de vista tus propios parámetros de salud y tus objetivos. Discutimos la autofagia de la manera más generalizable posible para que cualquiera pueda obtener el mayor beneficio de la autofagia. Sin embargo, la autofagia aun funciona en un caso particular.

Por ejemplo, si eres más delgado, debes tener cuidado con el ayuno durante demasiado tiempo. Como tienes menos masa muscular, para empezar, debes tener mucho cuidado con perder demasiado peso por el ayuno.

Una persona más grande será capaz de estar mejor con el ayuno durante días, ya que tiene más masa muscular disponible para perder peso sin dañar su salud.

Es difícil generalizar cuánto tiempo deberías estar ayunando. Depende del tamaño de tu cuerpo y otros factores, por lo que debes hablar con tu médico.

Aun así, tu masa muscular es una forma de saber si estás pasando por la autofagia durante demasiado tiempo o no lo suficiente. Si comienzas a verte pálido y se te ven las costillas, estás llevando demasiado lejos la autofagia. Nunca deberías llegar a este punto si sigues la guía de este libro.

Al decidir cuánto tiempo deberías ayunar, es importante tener en cuenta todos los aspectos de tu perfil de salud. Debes pensar en tu peso, edad, antecedentes de salud y cuán activo o sedentario eres. La autofagia es muy específica de tejidos y órganos, por lo que debes pensar cuáles son tus objetivos de salud.

Si tienes problemas cardíacos, hepáticos o pulmonares, es probable que desees evitar el ayuno de agua debido a la tensión que ejerce sobre tu cuerpo. Sin embargo, esto no significa que tengas que renunciar a los ayunos por completos. Puedes hacer un ayuno menos intense, así como un ayuno intermitente, y todavía estimular la autofagia.

El ayuno intermitente no se recomienda para niños y adolescentes. Las personas a estas edades todavía se encuentran en momentos importantes de crecimiento, por lo que no deberían estar en ayunas. El ayuno para la autofagia tampoco se recomienda para las mujeres embarazadas o cualquier persona con problemas cardíacos o hepáticos, ya que puede poner demasiado estrés en tu cuerpo. Si tienes problemas de salud, solo deberías ayunar si sabes que tu cuerpo puede manejarlo.

Las personas con trastornos alimenticios tampoco deberían ayunar. El ayuno te alejará de tus patrones de alimentación saludable, por lo que a pesar de los beneficios para la salud, debes esperar hasta que ya no tengas problemas con un trastorno alimenticio. Lo mismo ocurre con las personas con diabetes. El equilibrio de insulina en el cuerpo de una persona con diabetes es demasiado frágil para una persona diabética, por lo que no debes arriesgarte al ayuno.

Capítulo 10: El lado mental

Será fácil abandonar tu rutina de activación de la autofagia si no tienes un propósito bien definido para hacerlo. Pregúntate por qué quieres hacerlo en primer lugar. ¿Es porque quieres estar más saludable? ¿Verte más joven? ¿Vivir más tiempo?

La autofagia logrará todas estas cosas. Cuando ayunas y realmente te cuesta resistirte a comer un bocadillo, recuerda tu propósito de cambiar tu estilo de vida en torno a la autofagia.

Es bastante común que las personas se emocionen por cambiar su vida, solo que pierden el interés una vez que la novedad haya pasado y se den cuenta de cuánto necesitan realmente cambiar. No serás una excepción a esto. Tienes que planearlo. ¿Qué te vas a decir a ti mismo para evitar hacer tus ayunos rutinarios y la dieta keto?

El primer paso para superar esta barrera es algo que ya has hecho. El primer paso es creer que la autofagia es una forma buena y natural de mantenerte saludable y joven. Después de llegar hasta aquí, indudablemente ya has dado el primer paso.

Solo existe un paso más en el aspecto mental de la autofagia. Este es el paso de consistencia. Una vez que te acostumbres a tu rutina de ayuno y comas alimentos saludables que aumenten la autofagia, te sentirás normal siguiendo viviendo así.

Los psicólogos nos dicen que se tarda entre uno y dos meses crear un Nuevo hábito. Si no puedes hacerlo durante un mes, está bien. Comienza desde el principio e intenta ir por un mes nuevamente. Será más fácil cada vez que lo intentes. Después de hacerlo durante un mes, ya habrás establecido las rutinas y los pequeños hábitos necesarios para seguir activando la autofagia.

Recuerda que comer cualquier cosa activará mTOR, desactivando la autofagia y hará que todo el día de ayuno sea completamente inútil. Una vez que tengas la costumbre de ayunar regularmente, parecerá normal, y los primeros días de lucha para hacerlo parecerán muy lejanos.

Existen muchas cosas que hacen que el estilo de vida centrado en la autofagia sea diferente de otras prácticas de salud. Una de ellas es la simplicidad de hacerlo. Cuando sigues la dieta keto, las únicas cosas a las que debes prestar atención en la etiqueta nutricional son los carbohidratos y los tipos de grasas. En comparación con otras dietas, esto requiere muy poco de ti.

El ayuno es aún más simple. No tienes que contar las calorías, ya que debes mantenerte alejado de ellas por completo. No digo que esto sea fácil, pero la regla estricta de "no comer durante 24 horas" es muy sencilla.

El ayuno puede ser difícil para las personas al principio, pero probablemente te sorprenderá. Las personas tienden a encontrar que es más fácil de lo que esperaban.

Si fallas en tu primer ayuno, considera acortar tu objetivo, por ejemplo, de 16 horas a 12 horas. No hay apuro en desarrollar tu rutina de ayuno. Cuando induces la autofagia, vas más allá de tu cuerpo. Siéntete orgulloso de ti mismo por eso y déjate llevar con calma.

A veces, la mente puede parecer una cosa mística que es imposible de entender, así que vamos a hablar brevemente sobre tu cerebro y cómo encaja en la construcción de estos nuevos hábitos.

Al igual que la autofagia, el estudio del cerebro ha progresado mucho en la última década. Ahora sabemos que las células en tu cerebro (llamadas neuronas) están conectadas entre sí con trillones de conexiones, llamadas sinapsis.

Esto es un tremendo descubrimiento. El descubrimiento de las sinapsis nos dice que las conexiones en nuestro cerebro cambian constantemente, dependiendo de las aportaciones que le demos. Si creas nuevos hábitos como ayunar una vez por semana, comer alimentos nuevos y hacer ejercicio regularmente, estas creando nuevas conexiones en tu cerebro. Una vez que estas conexiones se hayan establecido sólidamente (lo que toma aproximadamente un mes, como un hábito), viviendo tu vida, una nueva forma solo se sentirá normal.

Será difícil al principio seguir nuevas rutinas, pero te acostumbrarás antes de lo que piensas. Pronto, parecerá normal, la activación de la autofagia será una parte regular de tu vida cotidiana.

Permanecer en un ambiente libre de estrés realmente ayudará a que tu ayuno sea exitoso. No pases tiempo en entornos que puedan estresarte. Mantén a las personas que amas y haz actividades que disfrutes. Es posible que desees quedarte en casa, por lo que estás cerca de la cama. El sueño hará maravillas por la autofagia que estas ayunando, por lo que si deseas obtener un sueño adicional para pasar el tiempo durante el ayuno, es una opción.

Es imposible exagerar la importancia de disminuir tu estrés psicológico para permitir la mejor autofagia posible. Haz cosas que te relajen y mantente alejado de situaciones estresantes. Puedes practicar yoga o meditación para aprender la habilidad de vaciar tu mente.

Aprender cualquier Nuevo hábito requiere que cambies tus patrones mentales y físicos. La autofagia no es una excepción. No obstante, si sigues recordando tu razón para hacerla, realizando un seguimiento de tus objetivos y progresos en un diario y manteniéndote alejado de situaciones estresantes, podrás lograr cambiar tus hábitos.

Anótalo

Si quieres mantenerte bajo control para continuar con tus ayunos, necesitas anotar tus objetivos en alguna parte. Debes especificar exactamente qué días ayunas y durante cuántas horas. Debes planificar qué vas a comer cuando termines el ayuno para asegurarte de que sea saludable.

Anota la hora en que puedes comenzar a comer nuevamente. Igualmente, anota cuántas libras quieres perder cuando termines el ayuno.

Debes tener en cuenta que lidiarás con muchas emociones cuando pases por tus primeros ayunos. Tus emociones harán que sea mucho más difícil mantener un buen registro del tiempo, por lo que es Bueno que escribes las estipulaciones de tu ayuno con anticipación y las sigas como instrucciones escritas.

Escribir las cosas también te ayudarán a recordar por qué estas haciendo el ayuno en primer lugar. Cuando recuerdes que estas en ayunas para perder peso, te será más fácil superar tus emociones y continuar con el ayuno a pesar de ellas.

Quieres empezar lentamente con tu ayuno, pero aun debes tener en cuenta tus objetivos de autofagia a largo plazo. La mejor manera de pensar en estos objetivos es en términos de meses. El objetivo a largo plazo más fácil de lograr es: el próximo mes; quiero hacer un ayuno de 24 horas.

Recuerda que este es una meta a largo plazo. No permitas que tu aparente dificultad te asuste de lograr los objetivos más pequeños en el camino. Una vez que llegue a este punto, no aumentes la duración del ayuno, sino que agregues uno más al mes: el próximo mes, quiero hacer dos ayunos de 24 horas. Es posible que lo que estés buscando sea alcanzar ayunos de 36 y 48 horas, pero estos deberían ser tus objetivos a largo plazo más distantes.

Como seguimos diciendo, la consistencia es la clave. Mientras más ayunos hagas por mes, por largos o cortos que sean, más cerca estarás de disfrutar de todos los beneficios de la autofagia.

¿Cómo la autofagia cambia tu cerebro?

El cerebro es parte de nuestro cuerpo. Aunque principalmente nos centramos en otras partes de nuestro cuerpo cuando hablamos de la autofagia, la salud de tu cerebro puede ser aún más importante.

A veces, llamamos al cerebro "la mente", lo que hace que esta parte del cuerpo físico parezca algo más que físico. Una vez que eliminamos la idea de que la "mente" es lo que queremos mejorar, comienza a tener mucho más sentido que podamos hacerla más saludable y funcionar mejor.

La autofagia mejorará la salud general de tu cuerpo, incluyendo tu cerebro. Con tu cerebro en mejor forma, incluso será más fácil cambiar tus hábitos y activar la autofagia, porque podrás pensar con más claridad. Sabes que las prácticas en este libro te ayudarán a ponerte en mejor forma, entonces ¿por qué no quieres cambiar tus hábitos para lograr esto?

Obtendrás muchos de los mismos beneficios para la salud a partir del ayuno intermitente y de días consecutivos que obtendrás del ayuno prolongado con agua, pero no tendrás la misma satisfacción espiritual y mental. Muchas personas que hicieron del ayuno una parte de su rutina diaria ya no pueden imaginar sus vidas sin él.

Cuando tu cuerpo enfrenta una escasez de energía a través de la restricción calórica o el ayuno, promueves la fusión de las mitocondrias. Como resultado, las demandas de energía de tu cuerpo disminuyen porque tus orgánulos son más saludables y están mejor conectados. También, te hace reciclar los orgánulos dañados que solían ralentizar tus células y hacerlas menos eficientes. Dado que la autofagia no solo elimina los orgánulos y los recicla, el resultado es más energía para tu cuerpo que ni siquiera sabias que tenías.

Este es un libro sobre salud y biología, no sobre el medio ambiente pero podemos comparar la forma en que pensamos sobre el reciclaje con el reciclaje que nuestro cuerpo hace con la autofagia, y nos ayudará a pensar en cómo esto ayuda a nuestros cuerpos y cerebros. Decimos que "tiramos las cosas" cuando las tiramos a la basura, y esta frase parece implicar que la basura ya no existirá. Sin embargo, todos sabemos que este no es el caso: la basura se agrega a un montón de basura en un vertedero. Esto está "lejos" en el sentido de que no lo vemos, pero la basura todavía está allí.

En nuestras células, la situación no es diferente. La basura celular todavía está allí, nos guste o no, y solo estamos agregando más al comer constantemente y nunca en ayunas para estimular la autofagia. Los métodos que promueven y estimulan la autofagia se encargarán de esta basura, y en nuestros cerebros, esto es aún más beneficioso.

Todos nosotros experimentamos niebla cerebral y falta de claridad mental de vez en cuando, y cuando nos encargamos de la basura celular en nuestras neuronas, nos estamos deshaciendo de los orgánulos dañados y las proteínas desplegadas que hacen que sea más difícil pensar.

Deshacerse de estos desechos y hacer un buen uso de ellos es aún más importante en nuestras mitocondrias, el orgánulo más importante en todas nuestras células. La clave para mantener saludables las mitocondrias es mantener la homeostasis energética y eliminar los componentes celulares disfuncionales que causan inflamación. El ayuno controlado por tiempo previene el envejecimiento y el deterioro mitocondrial. Asimismo, puedes promover la longevidad de las mitocondrias al eliminar la producción de especies reactivas de oxígeno y radicales libres por los orgánulos disfuncionales.

La biogénesis mitocondrial es el proceso de construcción de nuevas mitocondrias a través de las actividades de ciertos reguladores metabólicos.

La clave para incrementar la biogénesis mitocondrial y la longevidad es preparar al cuerpo hacia un metabolismo para quemar grasa. La activación de la autofagia y la dieta keto nos ayudan a lograr esto. Un metabolismo para quemar grasa aumenta la capacidad de tus células para producir energía a partir de tus propios recursos internos (a través de la autofagia), y también reduce los niveles de insulina (lo que hace que la autofagia sea más fácil de estimular más adelante).

Parte de lo que hace el ayuno sea tan efectivo es que tu cuerpo pierde la capacidad de comer tanto como solía hacerlo. Durante el ayuno, se acostumbra a tener menos comida, y comer mucha comida extra ya no se siente natural. El ayuno de agua a largo plazo, en particular, hace que las personas tengan la epifanía que sus cuerpos no necesitan tanta comida como su hambruna les hace creer. Te hace repensar el hambre y lo que realmente significa.

Incluso si no obtienes tantos de los beneficios que deseabas de tu primer ayuno de agua, te asegurarás de tener muchos beneficios mentales. Los beneficios mentales pueden incluso superar a los físicos. El ayuno cambia la forma en que percibes tu relación con la comida.

Estamos tan acostumbrados a poder comer cuando queramos en el mundo desarrollado. Parte de nuestra mentalidad cambiada será nuestra mentalidad de agradecimiento. Cuando hayas terminado de ayunar y vuelvas a tu dieta de alimentos que aumentan la autofagia y una dieta keto (si estás siguiendo una), espero que tu tiempo de ayuno te ayude a pensar en lo bueno que tienes. Es posible que tengas problemas en tu vida personal o estrés en el trabajo y en el hogar, pero deberías tomarte más tiempo para ser feliz con lo que tienes. Tienes agua corriente y comida en la cocina. Puedes parecer extraño estar agradecido por estas cosas, porque son parte de tu vida normal, y todos los que conoces tienen estas cosas. No obstante, todos en el mundo pueden vivir sin pensar en comida y agua. Cuando ayunas, tienes una mejor comprensión de estas cosas que tendemos a dar por sentado.

Cuando ayunas con agua durante solo 24 horas, siempre y cuando seas una persona con un corazón y un hígado sanos, no existe un riesgo real de salud para el ayuno durante este período de tiempo. En el libro, te pedimos que pruebes el ayuno de agua de 24 horas, en parte porque es un privilegio poder ver esto como un ayuno y no como una parte de la vida normal. Incluso si no piensas en las personas vivas que ahora no pueden comer todos los días, antes de que la agricultura en masas se convierta un fenómeno, nuestros antepasados tampoco esperaban comer todos los días. La autofagia era una parte normal de sus vidas, y no tenían que ayunar intencionalmente para llegar allí, porque era normal no comer todos los días. El ayuno te ayudará a ponerte en este estado de ánimo y te hará más agradecido por todas las cosas que tienes.

El ayuno camia la forma en la que comes, incluso si solo ayunas unas pocas veces al mes. Te hace pensar en lo importante que es la comida en tu vida. Afortunadamente, este libro te ha dado algunas ideas sobre algunos nutrientes que debes incluir en tu dieta porque muchas personas actualmente solo gastan veinte minutos o menos comiendo para que puedan volver al trabajo. Sin embargo, la comida es algo que debe saborearse, no apresurarse.

Muchos de nosotros ni siquiera nos damos cuenta de que estamos apurando nuestras comidas porque es parte de nuestra rutina normal. Además del aspecto metal de cómo nos afecta apresurarnos al comer, también tiene graves consecuencias para la salud. Cuando te apuras a comer, no estás pensando en qué es lo que estas poniendo en tu cuerpo.

La dieta keto y la autofagia juntas cambiarán tu forma de pensar sobre lo que pones en tu cuerpo. Lo que realmente obtienes de tus alimentos son los son los nutrientes que contienen. Estos nutrientes hacen posible todo lo que tu cuerpo hace. Sin ellos, puedes perderte el potencial de tu cerebro y cuerpo.

Al ayunar, piensas más en tu comida cuando comes. Cuando conoces los nutrientes que hay en los alimentos y ayunas, piensas mucho en cómo los alimentos afectaran tu cuerpo. Antes de ayunar, puedes comer bocadillos sin siquiera pensarlo. Después del ayuno, te das cuenta de cuánto daño le harías a tu cuerpo a corto plazo, y también piensas en cuánto afectará tu ayuno.

Recuerda, comer carbohidratos y alimentos azucarados hace que sea mucho más difícil para tu cuerpo comenzar la autofagia y la cetosis. Si estás comiendo muchos alimentos poco saludables, estás haciendo que tu cuerpo tarde más en alcanzar tu objetivo de inducir la autofagia.

La autofagia no funciona como otras dietas porque no podemos simplemente tomar "días de trampa" donde comemos lo que queramos. La autofagia requiere que cambiemos los hábitos que hemos desarrollado a lo largo de nuestras vidas para no suprimir la autofagia. Esto puede parecer que no cambia nada si comes bocadillos y otros alimentos poco saludables de vez en cuando, pero las consecuencias a largo plazo no siempre son fáciles de ver en el presente. Tú estás haciendo mucho más difícil para tu cuerpo entrar en autofagia al comer alimentos poco saludables. Estas consecuencias de los alimentos poco saludables pueden ser incluso peores que los efectos que tienen en tu cuerpo. Si sigues poniendo alimentos malos en tu cuerpo, tus células usarán su energía descomponiéndolos en lugar de fuentes de alimentos más saludables.

Pasar por ayunos durante un largo período de tiempo también te dará una mente más clara. La dieta keto solo liberará cetonas en tu cerebro después de un tiempo muy corto. Muchas personas que pasan por ayunos a largo plazo dicen que se sienten que pueden pensar mejor y que se sienten más inteligentes después del ayuno. Esto debería hacerte querer ayunar para experimentar cómo sería esto para ti. A nadie le gusta sentirse nebuloso en la cabeza — si tienes un problema difícil en tu vida— incluso si los beneficios para la salud del ayuno son secundarios para ti, valdría la pena probar un ayuno de agua de 24 horas y ver si te ayuda a pensar.

Pensar es el núcleo de todo lo que hacemos. Como adultos, tenemos una corteza prefrontal bien desarrollada que nos ayuda a tomar decisiones.

La razón más importante por la que seguimos aconsejándote que pruebes el ayuno de 24 horas es que, sin darle ningún riesgo grave para la salud ni requerir mucha planificación, un ayuno de 24 horas te ayudará a pensar. Cuando puedas usar tu cerebro de manera más efectiva, te darás cuenta de cuán mejor te sentirás si siguieras una dieta saludable, y que incorpores las otras ideas en este libro que te harán vivir una vida más saludable.

La razón por la que tendemos a posponer las cosas es por la incertidumbre. Es posible que pienses que ahora estarás bien posponiendo tu ayuno de agua, lo podrías estar considerándolo, pero crees que estaría bien si lo hicieras más tarde. No obstante, si pudieras verte en el futuro después de hacer tu primer ayuno de agua, te dirías que deberías haberlo hecho antes. Te ayudará a pensar en tu salud más en serio y te empujará a priorizar tu salud en todos los aspectos de tu vida.

Tienes este libro para buscar ayuda si no sabes por dónde empezar. Estaremos aquí para ti en cada paso del camino. Parte de la información que te brindamos puede ser muy difícil de asimilar cuando estas empezando, pero la buena noticia es que no tienes que entenderla de una vez. Estamos llegando al final del libro, por lo que debes tomar tu salud muy en serio. Tienes las herramientas que necesitas para marcar una gran diferencia, por lo que las dos primeras cosas que debes hacer ahora son muy sencillas. Encuentra un cuaderno donde escribes tu primer objetivo específico y mires un calendario para decidir qué día harás tu ayuno de agua las 24 horas.

Conclusión

Gracias por llegar hasta el final del *Dominio de la Autofagia*, esperamos que sea informativo y que pueda proporcionarte todas las herramientas que necesitas para lograr tus metas, sean cuales sean.

La investigación sobre la importancia de la autofagia en nuestra salud general está a la vanguardia de la ciencia. Los biólogos todavía están tratando de aprender más sobre su papel en la prevención de enfermedades, pero ya sabemos que la autofagia combate las infecciones y mantiene la salud de tus células.

Esto significa que puedes mejorar tu salud general comenzando con los componentes básicos que hacen posible todo lo que haces —tus células—.

Has aprendido que hay varias maneras de inducir la autofagia en tu cuerpo. Lo más importante es hacer ejercicio durante treinta minutos todos los días, dormir profundamente todas las noches y, lo más importante, entrar en una rutina de ayuno con regularidad. No te arrepentirás de hacer estas elecciones de vida.

Conoces tus diferentes opciones para el ayuno, y puedes elegir la que mejor se adapte a tu propia rutina y biomarcadores. Si eres relativamente joven y saludable, podrías estar satisfecho con hacer un ayuno de 24 horas varias veces a la semana.

Si eres un poco mayor, es posible que desees acelerar la autofagia. Puedes liberar todo el potencial de la autofagia haciendo ayunos prolongados. La investigación indica que la cantidad de autofagosomas de tu cuerpo se detiene después de aproximadamente 36 horas de ayuno. No obstante, si ayunas por más horas que eso, el estrés que ejerce el ayuno sobre tu cuerpo te mantendrá en el estado de autofagia por más tiempo.

Habla con un médico sobre el ayuno y pregúntale cuánto puede manejar tu cuerpo. Cuanto más tiempo pases, más tus células eliminarán las proteínas y toxinas desplegadas. Sin embargo, no se te olvide la importancia del balance en la activación de la autofagia.

Cuanta más experiencia tengas con la dieta keto y la autofagia, notarás mejor la diferencia entre la incomodidad normal del ayuno y la enfermedad. Dicho esto, si sigues las instrucciones de este libro, la autofagia te hará más saludable, no enfermo. No dejes que la incomodidad se convierta en una excusa para que termines tus ayunos tempranos.

Ejecuta tu nuevo plan de ayuno y consumo de alimentos que aumenten la autofagia. ¡Verás los efectos en tu sistema inmunológico, nivel de energía, tono de piel y más!

Finalmente, si encuentras este libro útil de alguna manera, ¡siempre se agradece una crítica honesta!